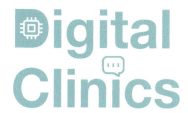

A Communication Approach
to Online Medical Consultation

数字诊室

传播学视角下的
在线问诊

曹博林

著

社会科学文献出版社
SOCIAL SCIENCES ACADEMIC PRESS (CHINA)

| 目　录 |

第一章 | 从互联网医疗到线上医患交流　　　　/ 1

第一节　"互联网+医疗健康"的当代使命　　　　/ 1

第二节　线上医患交流的起源与发展　　　　/ 13

第二章 | 线上医患交流的模式与功能　　　　/ 22

第一节　线上医患交流的四种模式　　　　/ 22

第二节　线上医患交流的机制与功能　　　　/ 39

第三章 | 线上医患交流中的参与者、患者期待与医患信任　/ 58

第一节　线上医患交流中的参与者　　　　/ 58

第二节　线上医患交流中的患者期待　　　　/ 75

第三节　线上医患交流中的医患信任　　　　/ 94

第四章 | 线上医患交流的影响　　　　/ 105

第一节　沟通弥合、患者感知与线上医患交流效果　　/ 106

第二节　线上医患交流与医疗资源的双重流动逻辑　　/ 123

第五章｜线上医患交流的多重意义与运用 / 143

第一节　线上医患交流中的患者参与与共同决策 / 143

第二节　线上医患交流在污名化疾病领域的运用与效果 / 157

第三节　线上医患交流在预测突发/新发公共卫生疾病中的
运用与效果 / 169

第六章｜线上医患交流的风险评估与应对 / 179

第一节　线上医患交流的时间、技术与沟通风险 / 180

第二节　线上医患交流的风险应对：作为与策略 / 194

第七章｜线上医患交流的本土困境与应对 / 200

第一节　数字化变革与中国的线上医患沟通 / 200

第二节　商业化浪潮下的专业主义与医患沟通 / 206

第八章｜线上医患交流的未来想象 / 224

第一节　元宇宙、虚拟现实与数字医疗的未来 / 224

第二节　人工智能时代的线上医患交流实践与想象 / 232

参考文献 / 245

后　记 / 294

数字诊室：传播学视角下的在线问诊

第一章　从互联网医疗到
线上医患交流

第一节　"互联网+医疗健康"的当代使命

一　"互联网+医疗健康"的多维驱动

互联网作为一种基础设施型媒介，已经常态化地深入我们生活的纹理，并与其他的基础设施叠加融合，"整合人事，勾连万物"（彼得斯，2015：43）。在健康医疗领域，"互联网+医疗健康"正日益成为一项具有重要使命的战略举措。互联网医疗是一种以互联网为载体或技术手段，以解决医疗资源供需问题为导向的新型医疗服务方式。互联网医疗广义上包括健康教育、健康信息系统、疾病咨询问诊、疾病管理与康复等。"互联网+医疗健康"领域的发展，既是政策导向、市场驱动、科技创新等多重因素驱动的必然产物，也代表了技术驱动健康发展的新时代潮流。

从政策导向角度看，"互联网+医疗健康"是国家鼓励积极发展的医疗模式。2016 年 10 月，中共中央、国务院印发《"健康中国 2030"规划纲要》，正式提出"健康中国"战略（中国政府网，2016）。这一战略旨在全面提升全民健康水平，推动健康事业和健康产业协调发展，构建覆盖全生命周期的健康服务体系。而"互联网+医疗健康"是实现"健康中国"战略、充分发挥互联网优势进程中的重要一环。2018 年，国务院办公厅印发《关于促进"互联网+医疗健康"发展的意见》，明确倡导用互联网思维促进医疗行业的发展和改革，肯定了提供"互联网+医疗健康"服务的重要意义，推动积极发展基于互联网的健康服务新业态，鼓励发展体检、咨询等健康服务（中国政府网，2018）。此外，2023 年，中共中央、国务院发布《关于进一步深化改革促进乡村医疗卫生体系健康发展的意见》，提出大力推进"互联网+医疗健康"在乡村地区的运用，推广远程会诊、预约转诊、互联网复诊、远程检查等医疗服务，加快提升乡村医疗卫生服务数字化、智能化水平（中国政府网，2023）。在具体的执行层面，国家及省级医疗保障单位不断推出促进措施。2020 年 10 月，国家医疗保障局发布《关于积极推进"互联网+"医疗服务医保支付工作的指导意见》，指出参保人在本统筹地区"互联网+"医疗服务定点机构复诊并开具处方发生的诊疗费和药品费，可以按照统筹地区医保规定支付（中国政府网，2020）。这些举措都为"互联网+医疗健康"的推进实施奠定了政策基础。

从市场驱动角度看，作为一种新兴且重要的医疗资源获取途径，互联网医疗一直受到资本的广泛关注。易观数据显示，2020 年，中国互联网医疗市场规模达到 2000 亿元人民币，预计到 2025 年将突破 4500 亿元人民币（易观分析，2020）。此外，2020 年，中国互联网医疗行业共发生投融资事件超 200 起，融资总额超 500 亿元人民币（艾媒网，2020a）。公众对医疗服务的旺盛需求，意味着互联网医疗行业有巨大的市场潜力和增长空间，这使大量的资本投入互联网医疗领域。

随着人口老龄化的加深和慢性病发病率的上升，人们对医疗服务的需求不断增加，对互联网服务的知晓度和接受度明显提升。受新冠疫情影响，线下就诊受限，互联网医疗成为越来越多人的选择。数据显示，2020 年，中国互联网问诊量在新冠疫情期间的增长量是 2019 年同期的 20 多倍，电子处方量增长近 10 倍（中国网，2020）。突发的公共卫生事件强化了在线问诊的价值。在线下问诊和购药渠道受限的情况下，在线问诊起到避免人群聚集、缓解医院压力、降低交叉感染风险的重要作用。同时，随着市场化服务的推进，互联网医疗在医患双方中的接受程度越来越高，其服务范围也不断扩大，用户数量逐渐增多，渗透率大幅提升。2021 年以来，中国对互联网医疗的政策支持力度持续加大。2021 年 3 月，国家发展改革委等 28 部门联合印发《加快培育新型消费实施方案》，提出要鼓励"互联网+医疗健康"规范有序发展，充分发挥平台作用，健全标准体系，扩大创新试点（中国政府网，2021）。互联网医疗在可预见的未来将呈现常态化的发展趋势。

从科技创新角度看，互联网作为基础设施，已经深刻融入人们的生活，如何更好地链接互联网与医疗健康领域成为一个核心议题。从健康管理、疾病预防到诊疗方案制定，互联网的参与将为医疗健康领域带来更多可能性和创新。互联网医疗能够通过技术手段提升医疗服务的效率和可及性，缓解传统医疗资源分布不均和人们就医难的问题。"互联网+医疗健康"蕴含的丰富可能性也使其在医疗领域具有突破传统困境的潜力。传统医疗模式存在看病贵、看病难和排队久等问题，而"互联网+医疗健康"以资源链接优势和关系网络优势为基础，为这些问题提供了解决路径。通过在线挂号、远程诊疗等方式，患者能够更加便捷地获得医疗服务，这可以降低看病的时间成本和经济成本。此外，互联网医疗还能够有效链接专业医疗资源与普通患者，实现资源优化配置，提升医疗服务整体水平。

整体而言，政策导向、市场驱动、科技创新等多维因素相互作用，使"互联网+医疗健康"成为满足公众刚性健康需求的重要方式，也是社会发展进步的必由之路。新兴技术的涌现可能会深刻改变医疗服务的边界与模式，为互联网医疗带来重大的变革。作为在线化服务的一个典型代表，互联网医疗极大地拓展了患者获得医疗信息和服务的渠道，将医疗服务的覆盖范围扩展至更加广泛的地理区域。人工智能、大数据分析、远程医疗技术等新兴技术的融合应用，将进一步推动医疗服务能效的提升，使远程诊断、智能辅助诊断等创新服务模式成为现实。同时，互联网医疗覆盖的多个关键环节将在不同程度上经历互联网技术的引导与变革。

二 "互联网+医疗健康"的渐进性实践

根据《2023年互联网医疗行业研究报告》，中国互联网医疗的发展经历了五个阶段。第一阶段为试水探索期（2000~2013年），主要集中在健康科普和医疗资源查询等非核心服务上。第二阶段为起步建设期（2014～2017年），标志着互联网医疗真正起步，开始涉及预约、缴费和健康咨询（21经济网，2023）。第三阶段为规范建立期（2018～2019年），一系列政策文件出台，明确了行业规范和标准。第四阶段为催生迸发期（2020～2021年），突发公共卫生事件推动用户规模迅速扩大。第五阶段为深化转型期（2022年至今），互联网医疗面临新的挑战与机遇，需要与实体医疗机构深度整合。"互联网+医疗健康"逐步从初期的基础设施建设和试点应用，发展到政策支持与服务扩展，再到行业标准和规范建立。随着探索的深入，互联网医疗进一步智能化、个性化，医疗服务更加精准和高效，与实体医疗机构深度整合的要求越来越高。

互联网医疗五个阶段的发展和实践已呈现一定的成效。近年来，在常见病与慢性病诊断治疗方面，互联网医疗的作用日益凸显。在线预约挂号作为最基本的服务环节，简化了患者接受医疗服务的过程，优化了患者就医流程；在线问诊与远程诊断服务解决了地理位置限制的问题，使专家资源得以更广泛地分布于需求地区，从而缓解了医疗资源分布不均的状况；此外，药品配送服务的实施也使药物的获取更为便捷、高效。

但受制于诸多因素，互联网医疗在医疗健康领域的渗透是一个逐步演进的过程，呈现渐进式的发展轨迹。为了促进其有效发展，深入思考互联网医疗的实际应用路径和可能面临的挑战也是重要议题。虽然互联网医疗是在政策导向、市场驱动、科技创新等的推动下发展的，但截至2019年底，中国以在线医患交流为主的在线问诊用户渗透率仅为5%～8%（艾媒网，2020b）。尽管在新冠疫情期间，中国互联网医疗的用户渗透率暂时提升至60%~70%，但在新冠疫情高峰过后，出现明显的下滑。到2021年下半年，中国互联网医疗平台的日活跃用户数量相比新冠疫情高峰期下降约20%（艾媒网，2021）。

相较于互联网在其他服务领域的全面渗透，互联网医疗的发展仍处于初级阶段，具有较大的发展空间。首先，互联网医疗存在高门槛和高风险的特征，互联网企业难以进入该领域。一方面，医疗服务需要高度的专业性和准确性，任何失误都可能导致严重的后果，这增加了互联网医疗的复杂性和挑战性。另一方面，作为主体用户的医患群体，对互联网医疗的效果和安全性持怀疑态度。患者担心在线诊疗的准确性和隐私保护问题，而医生对互联网平台的技术可靠性和合法合规性存有疑虑。其次，用户需要时间逐渐接纳互联网医疗，养成使用的行为习惯。只有提供高效、便捷的服务，互联网医疗才能赢得用户的信任，帮助缓解传统医疗资源分布不均和人们看病难的问题。这种信任的建立是一个逐步的过程，用户需要通过多次正面的体验，确认互联网医疗的实际效能。只有用户逐步对其建立信任，互联网医疗才能完成其使命，形成良性的成长轨迹，为医疗领域带来重大变革和创新发展。

三 传播学对"互联网+医疗健康"的研究

传播学对互联网医疗领域的研究，按照研究对象来分，主要聚焦网络健康信息、在线健康社区、在线问诊平台三部分。关于网络健康信息的研究，主要考察网络健康信息的搜寻及获取行为模式、影响网络健康信息搜寻行为的关键因素、网络健康信息的质量评估以及网络健康信息获取对线下医患沟通和后续健康行为的影响等。关于在线健康社区的研究，主要探讨社区用户的信息披露行为、知识共享行为、人际互动行为，以及信息服务使用行为的具体模式和影响因素，等等。而关于在线问诊平台的研究，从研究对象角度可以进一步划分为平台/医生服务方式、患者行为决策和医患人际互动三个方面。其中，平台/医生服务方式层面，侧重探讨在线医疗平台在咨询响应速度等方面的信息服务质量，以及医生在线诊疗频次与健康信息提供行为；患者行为决策层面，主要关注患者在线医疗咨询行为与影响因素、选择线上医生时的考量因素，以及建立在线医患信任的关键影响因素等；医患人际互动层面，则注重考察医患在线咨询频率与服务评价等方面的互动行为表现，医患在线咨询或诊疗的文字长度、交流次数等因素对医患知识交换效果的作用机制，医患在信息和情感上的互动行为对患者信任度的影响，以及医患在线的会话机制与医患沟通的关键影响因素，等等。

互联网医疗研究从互联网赋能医疗的视角，注重强调依托互联网技术提升健康医疗服务的供给与质量。整体而言，通过互联网技术，医疗服务得以突破时间和空间的限制。互联网将非同时同地的医患资源链接起来，既能使医生以更高的效率服务范围更大的人群，又能使更多偏远地区有需要的人群享受优质的医疗资源。此外，互联网医疗还能实现对大数据的收集和分析，通过对海量医疗数据的深度挖掘，更精准地进行疾病预测和诊断，为个性化治疗提供有力支持。而线上医患交流作为在线医疗中的核心环节，顺应网络的"链接"逻辑，将医生和患者链接起来，通过双方之间的互动、交流和沟通，达到疾病治疗和健康管理的目的。

四　多学科视角下的"在线问诊"研究

在"互联网+医疗健康"服务上游（技术与制造的融合）、中游（服务的数字化转型）和下游（面向终端用户的服务）的诸多环节中，在线问诊作为直接链接医患双方并提供针对性医疗建议和解决方案的核心服务，是最具重要性、创新性和挑战性的一项服务。医生和患者在虚拟空间中进行交流，不再受传统线下问诊面对面的限制，这一变革重新定义了医患关系和诊疗模式。医生能通过远程视频更为直接地与患者互动，而患者能在在线平台上更自主地进行问诊。这一变革既可能提高医患沟通的效率，又可能引发医患关系的重构和形成新的交往模式。对在线问诊过程和效果的深入考察，是促进互联网医疗服务蓬勃发展的突破点和必经之路。如何消除患者的顾虑，促进医患之间的沟通和信任，是关乎互联网医疗未来发展规模的核心命题。

在"互联网+医疗健康"领域的学术探索中，在线问诊作为一种创新的医疗服务模式，正逐步成为跨学科研究的核心关注点。目前，关于互联网医疗的学术论著广泛涉及公共卫生、管理科学、信息技术、计算机科学等众多学科领域，呈现多元化的研究视角。各学科领域的研究者根据自身学科特点和研究兴趣，从不同的角度出发，深入剖析互联网医疗的影响力和应用范畴，进而为该领域潜在的价值发掘与未来发展趋势提出一系列独到见解和研究方向。

首先，医学与公共卫生领域的研究团队主要关注医生及医疗机构对线上诊疗这一创新医疗服务模式的经验、态度及面临的挑战，以了解其对医疗服务质量和患者满意度的影响。他们关注的重点问题包括：线上诊疗如何与传统医疗服务模式进行有效融合？线上诊疗在提升医疗服务效率和质量方面有哪些优势和潜在能力？这些研究常常通过对医疗专业人员实际经验的调查分析，揭示线上诊疗在现代医疗体系中的位置和作用。此外，这些研究还致力于探索线上诊疗在公共卫生管理和疾病防控方面的潜在应用，旨在为公共卫生政策的制定和实施提供科学依据。

其次，管理学与信息情报学的研究者更倾向于关注患者的需求和满意度。他们借助大数据文本挖掘技术，对大规模在线患者点评进行深度分析，旨在揭示影响患者满意度的关键因素。这些研究的目标是深度探究患者对在线问诊服务的期望和评价，进而为服务供应商提供优化服务质量和满足患者需求的策略性建议。这些研究还为更全面、准确地理解患者实际需求和偏好，以便更有效地优化在线问诊服务的设计与运营提供了依据。

再次，在计算机科学领域，研究重心主要集中在如何优化在线问诊平台的推荐算法，以实现医生提供与患者需求之间的最优匹配。通过对多种推荐算法的开发与验证，这些研究旨在寻求一种既能提升匹配效率又能提高用户满意度的最优解。推荐算法的持续优化和完善，可以有力促进平台的持续进步与成功，对于提升在线问诊平台的用户体验与服务质量具有关键意义。

复次，在文学与语言学领域，学者主要关注语言交流视角下的在线问诊互动，特别是探索协商策略与冲突缓解策略。通过分析在线问诊环境中的语言表达和交流模式，这一研究方向旨在揭示如何运用有效的语言策略促进医患之间的有效沟通。这类研究不仅可以深化人们对在线问诊交流特性和规律的认识，而且可以提升在线问诊服务的沟通效率与用户满意度。

上述这些多学科研究成果不仅为在线问诊的理论构建提供了宝贵的知识资源，也为实际操作提供了实证依据和策略性建议。与这些学科相比，传播学对在线问诊领域的关注在一定时期内相对边缘化。作为研究信息传播及其影响的学科，传播学在探讨在线问诊这一现象时，并非直接探索其诊疗过程，而是采取了补充性的研究视角。研究者将在线问诊视为一种新兴研究对象，沿用技术关注、用户视角和效果研究的路径，将其纳入传统传播学理论框架进行分析。

其中，技术采纳与创新扩散的视角尤为常见，研究者集中探讨在线问诊作为一项新兴技术如何被个体或组织接纳，并进一步分析这一技术在社会中的扩散及普及机制。这一研究领域主要聚焦技术接入、采纳以及使用行为的诸多维度，旨在深入剖析个体如何接受并利用新兴的在线问诊技术，以及这一技术如何对个体的行为模式和观念产生影响。在此框架下，学术界普遍采纳技术接受模型（Technology Acceptance Model，TAM）和统一技术接受与使用理论（Unified Theory of Acceptance and Use of Technology，UTAUT）等理论构架，以深化理解个体对在线问诊技术的接受度和使用情况。这些理论模型的核心在于，探讨个体如何在个人层面接触和运用作为新兴技术应用的在线问诊服务。

另一条被广泛探讨的传播学研究路线，是从用户和效果视角出发，对在线问诊进行深入分析。在这一研究框架中，医生与患者被视为在线问诊平台的两个主要用户群体及核心参与者。他们对在线问诊平台的需求、使用行为、态度和满意度，构成了探究用户如何选择、利用及评估在线问诊服务的关键视角。此类研究多以"使用与满足理论""期待违背理论"等为理论依据，深入探讨患者使用在线问诊的动机，以及医生与患者对在线问诊平台服务的满意度和信任水平。这些研究成果对于提升在线问诊平台的服务品质、优化用户体验、提高用户满意度及忠诚度，具有一定的实践指导价值。此外，延续传播学研究媒介效果的路径，一些学者从功能和效果两个维度，深入探讨了在线问诊对用户健康状况、药物服用依从性、医患关系以及医疗服务的影响。

五 从"在线问诊"到"线上医患交流"研究

以上这些多学科的研究为理解在线问诊的多个维度和层面提供了更加全面和深入的视角，丰富了人们对在线问诊现象的认知。然而，需要指出的是，由于这些研究主要是在"在线问诊"的主题框架下进行的，因此，它们大多以医疗服务的提供、诊疗过程的管理及其效果的评估为核心关注点。在这样的研究背景下，"传播"和"交流"这两个元素往往被视为非核心的、辅助性的因素，其作用和影响在很大程度上被边缘化。

以"在线问诊"为主题的研究在很大程度上将在线问诊简单地视为一个工具和中介化平台，与传统线下问诊的区别仅在于使用的媒介和渠道有差异。然而，这种视角忽视了医生与患者之间的交流互动过程因处于不同的情境而可能发生的本质性变化。这种变化不仅会影响微观层面医患双方的身份和角色、互动话语和交流过程，还会在宏观层面重新定义在线问诊的目的、价值和意义。重新认识和定义在线问诊，不能将其视为线下问诊的网络替代品，而是需要通过深入的传播学视角研究，揭示其复杂动态，理解其对医疗体系和社会健康的综合影响，从而推动互联网医疗服务的进一步发展和优化。

从传播学的视角深入审视，本书认为在线问诊实际上是一种依托互联网平台的医患互动行为，涵盖了医生与患者之间的沟通和协同工作。因此，在线问诊的内涵远超过简单的医疗建议提供，其实是一种包含情感支持、信息共享和共同决策的复杂传播实践行为。有鉴于此，本书选择将"线上医患交流"（Online Physician-Patient Communication）这一专业术语作为核心概念，以凸显在线问诊中微观实践和传播行为的重要性。

在概念定义上，线上医患交流可被视为一种基于电脑终端或移动设备的服务，其主要目的在于实现医生与患者实时或非实时的健康咨询和交流。在线问诊作为一种具有医疗属性的服务，包含诸多环节，如问诊前、问诊中、问诊后等，在整个在线问诊流程中，医生与患者的交流过程无疑构成了核心部分。线上医患交流着重关注在线问诊的整体流程，且被视为医患双方共同参与的健康沟通实践。在这种实践中，医生和患者在在线平台上充当不同角色，通过协作达成最终的疾病治疗。

"在线问诊"向"线上医患交流"术语概念的转变，带来了传播学在此跨学科领域更为核心的地位。线上医患交流并非仅限于基础的生物医疗模式，而是从生态整体性的角度审视医生和患者在网络环境中的互动行为。这种交流模式突破了传统就医情境固有的时空束缚，塑造了全新的医患交流场景。通过这种交流模式，患者不仅能够随时随地、以隐私性较强的形式与医生对话，获取专业化和定制化程度较高的医疗服务与健康信息，也能够在专业医疗资源与医学信息的赋能下实现对医患沟通过程更强的把控感和参与感。

更进一步，当将在线问诊视为一种线上医患交流行为，传播学领域中的网络传播、人际传播、群体间传播等视角均可用以理解这一行为，有助于充分揭示互联网医疗在个体层面的行为模式、效果和驱动机制，及其在社会层面的丰富内涵和变革潜力。借鉴传播学视角中的健康传播理念，线上医患交流在患者心理慰藉及重新定义健康信念等诸多方面的潜力也能被挖掘出来。从"线上医患交流"的研究视角出发，对多学科关于在线问诊的研究进行补充和深化，不仅可以为在线问诊的理论发展提供丰富的知识体系，还可以为实践应用提供实证支持和策略建议，以更好地理解和引领·"互联网+医疗健康"领域的发展，给未来医疗服务模式的变革带来深远影响。

第二节　线上医患交流的起源与发展①

一　线上医患交流：历史溯源与概念梳理

互联网医疗是远程医疗（telemedicine）的一种表现形式，其实践早已有之。早期远程医疗媒介包括电话、广播、传真、视频等（Greenhalgh et al.，2016a）。互联网医疗最早可追溯到

---

① 本节内容节选自笔者发表于《新闻大学》2022年第11期的文章——《理解线上医患交流：基于"医-患-技术"三元视角透视作为传播行为的在线问诊》。

20 世纪 60 年代前后，一些早期互联网医疗项目开展过小规模试点，但这些项目大多由于过于昂贵而难以为继（Grigsby and Sanders，1998）。到 20 世纪 90 年代，以邮件交流为主体的互联网医疗开始较为广泛地发展起来，患者可以通过邮件发送自己的检查报告，询问医生诊疗建议。医生之间也可以通过邮件探讨疑难杂症的解决方案。广义的互联网医疗概念将这些基于互联网的健康医疗行为皆揽于麾下，将其定义为所有通过网络传播技术手段开展的与健康医疗相关的服务、教育、信息和行政事务等（Grigsby and Sanders，1998）。本书的关注点聚焦互联网医疗中的一环，即以线上医患交流为核心的在线问诊服务。

在线问诊是互联网医疗中的核心，是通过传播技术手段沟通医患双方，实现医疗健康服务的过程。在线问诊为医疗服务提供了新的接入，加快了医疗服务运转的速度，也给人们带来诸多便利（Al-Mahdi et al.，2015）。在线问诊为偏远地区的、行动不便的、患有慢性病的人群等提供了新的可能性。同时，它很符合作为新世代网络"原住民"的青年人群的生活习惯，并深受工作时间固定的上班族青睐（Al-Mahdi et al.，2015）。在线问诊可能会给医疗服务涉及的医生选择、患者检查和治疗方案选择等维度带来显著的变化。

有学者认为，在线问诊是一种新型医疗服务范式，其显著特征是患者能够像消费其他网上服务一样，逐店进行搜购（shop around），并选择医生与其进行一对一互动（Al-Mahdi et al.，2015）。如前所述，本书将这一过程定义为线上医患交流，强调在线问诊过程中医生与患者双方基于互联网开展一对一的人际互动、沟通和健康信息交流，以满足患者对医疗服务的需求。线上医患交流可以多种方式展开，包括图文咨询、电话咨询和视频咨询。在中国目前的在线问诊实践中，图文咨询因医患双方有较灵活的回复方式和较低的收费，成为大多数患者的首选。

二 线上医患交流作为线下问诊的补充

自线上医患交流萌发之初，学者便开始探讨其与线下问诊之间的关系。初期讨论围绕线上医患交流是"替代"（substitute）还是"补充"（complement）线下问诊展开（Wu and Lu，2018）。"替代说"认为，患者选择线上医患交流将减少线下问诊行为，它能提升医疗服务的可及性，但也可能导致病情耽误与就诊延迟（Shigekawa et al.，2018）。"替代说"较早地失去了市场，因为人们很快意识到线下的诸多医疗监测和检查活动难以通过线上实现。互联网医疗不可能颠覆传统的医疗方式，也难以割裂医院、医生和患者的关系。主流的学者认同"补充说"，认为线上医患交流是线下问诊的一大重要补充。线上医患交流为患者提供了另一种渠道，为常见病和慢性病复诊患者提供了机会。线上医患交流具有初步筛查患者病情、确认线下就诊必要性等功能（Monaghesh et al.，2020）。

线上医患交流与线下问诊的共生逻辑在于，线上医患交流可以促进线上问诊与线下医院、医生和患者之间信息的有效传递，从而为患者提供全流程的医疗闭环服务（常朝娣、陈敏，2016）。患者在线下问诊时建立的对医生的信任可能会强化其之后的线上医患交流效果，而患者在线上医患交流过程中建立的知识框架可能会为其线下问诊提供便利。从医生层面来看，线上医患交流积累的"人气"和"声誉"可以为医生的线下问诊"引流",增加线下问诊人数(Deng et al.,2019)。尽管学界及业界在线上问诊和线下问诊应相互补充、融合发展上存在一定的共识(徐书贤,2020),但对于线上医患交流究竟如何补充线下问诊,它们是否存在角色划分,它们如何有机融合,尚缺乏更为细致的讨论。

三 医患沟通网络化的线上医患交流

医患交流一直是健康传播研究的核心话题之一(Hou and Shim,2010)。在传统的医患关系中,医生作为医疗信息的提供者、掌控者甚至垄断者,往往是线下问诊过程中的主导者;患者由于缺乏医疗知识、信息和素养,只能依赖医生的判断和指令,缺乏对自身疾病状态的判断能力和决策能力(王克春等,2019)。医患之间的这种信息不对称(李殿富、张铁山,2005)以及医生的权威性权力(刘瑞明等,2015),使医生往往处于交流中的有利地位。因而,传统的医患沟通大多呈现为家长式沟通,医生以疾病为中心,主导交流过程和决策,注重医学检查而忽视与患者的沟通(曹博林,2021)。医生对于患者而言是陌生、专业而严肃的;患者在就诊过程中需要配合医生诊断,被动地接受医生的建议。

而将医患之间的沟通情境迁移到网络上,交流空间的虚拟化、交流对象的不可见性以及交流过程的非实时性(刘少杰,2012)都改变着医患交流的场景和沟通逻辑。正如学者黄少华(2003)所言,"网络通过'脱域机制(disembedding mechanism),把社会关系从地方性的场景中抽离出来"。互联网营造的医患交流新空间脱离了严肃而压抑的医院场景，见不到代表医生权威的白大褂和候诊室里催促的下一位患者，患者也不用紧张得不知道如何马上回应医生的提问。网络空间中交流的匿名性、非实时性打破了传统医患交流的预演剧本，甚至可能在一定程度上打破传统医患交流中的权力格局。此外，在网络"消费主义"运动影响下，患者在线上对医生的选择有了更多的主导权，他们同时掌握了对医生的服务和态度进行线上评价的权利（Deng et al., 2019）。这些都可能改变患者对于医患沟通过程的参与度，进而使线上医患交流与线下问诊呈现明显不同的沟通生态。

四 作为互联网人际及群际传播的线上医患交流

线上医患交流是基于互联网开展人际传播的一种特殊形式。目前，关于互联网人际传播的研究分为两大流派。一大派别认为，技术的不完备性影响着交流的效果，按照"社会临场感"理论（Social Presence Theory）（Short et al., 1976）和"媒介丰富性"理论（Media Richness Theory）（Daft and Lengel, 1986），由于线上交流诸多非语言线索（non-verbal cues）不可得，线上人际交流的效果可能远不及线下面对面互动的效果，因而影响关系的建立和交流目的的达成。这一派的线索过滤理论认为，线上交往对工具性导向的（task-oriented）交流有所帮助，但对关系型导向的（relationship-oriented）交流效果较差。另一派别则认为，技术虽然不完备，但它提供了诸多的可能性，能促成人们之间关系的建立。"超人格传播"理论（Hyper-personal Theory）指出，人们能够通过互联网策略化地呈现自我和构建自我形象，有技巧地应对人际沟通中的问题，从而使线上人际交流的效果超越线下面对面沟通（Walther，1996）。尽管探讨技术能否实现人们之间的关系建立存在一定的技术决定论视角，但基于互联网的人际传播的工具效能和关系效能如何在线上医患交流中得以展现是一个值得探讨的问题。

此外，不同于常见的互联网人际传播交流双方大多处于平等的地位，线上医患双方在交流过程中存在群体身份的差异。去个性化效应的社会认同模型（Social Identity Model of Deindividuation Effect，SIDE）认为，网络匿名化的去个性化带来的是自我从个人认同转化为社会认同，群体身份在交流过程中得以凸显（Reicher et al.，1995）。也就是说，尽管在互联网交流中，医患双方是不可见的，但医患双方的群体身份是显著的，即患者知道与自己互动的是医生，医生知道与自己互动的是患者。在这样的场景中，医患双方在线下习以为常的行为规范和思维路径将可能被引入线上医患交流。医患交流的独特之处在于，交流双方既地位不平等，又需要密切合作（郑大喜，2006；Jiang，2020）。在这样的情境和交流关系中，其中一方如何"知道"和理解另一方期待，以及如何回应另一方的期待，成为一个重要的问题。线上交流行为对于医患双方都是一种新的尝试，人们在认识的初期需要逐步建立对彼此的了解，才能更好地规划和实践自身的行为。对群体认知差异的感知和理解，对促成医患双方更好地开展线上交流有独特意义。

互联网作为一种新兴技术，形塑了以医患为主体的诊疗实践。互联网为患者提供了大量可供搜寻的医疗健康信息，丰富的医疗健康信息可以让患者更具能动性。同时，互联网提供了建立健康认同的场域，具有共同疾痛体验的患者借由互联网技术分享和聚合，成为互相关联的"网络化病人"。随着场域的转移，患者和医生的权力关系也发生变化，医生需要不断适应患者"自我医学化"的进程。在医患二元关系中，医生逐渐被"去中心化"，以患者为中心的诊疗范式成为可能。

五　线上医患交流成为传播学研究的多元路径之一

在深入理解互联网对医疗领域的渗透和影响的过程中，从线上医患交流这一视角全面洞察在线问诊的各个方面具有重要意义。在这种新的交流模式下，医患双方的交流内容、交流的动态变化、权力关系的形成及其演变，以及传播效果的产生和影响力的强弱，都成为重要的研究内容。

尽管有学者从线上医患双方的互动文本出发展开分析（Chen et al., 2020），并揭示了一些文本互动特征，但缺乏对在线问诊功能内涵、使用者需求与行为逻辑的更深层次剖析。在传统线下问诊情境中，因为信息不对称和医生的权威性，医生往往处于主导地位，较常采用支配性话语和效率性话语（涂炯、亢歌，2018）。而在线上医患交流中，这种传统医患关系的逻辑可能会受到一定的冲击。线上医患交流过程呈现的诸多交往沟通动态值得探究。例如，随着患者角色的转变，即从医疗服务的被动接受者逐渐成为主动选择的消费者（Al-Amin et al., 2011），他们对在线医患交流的期待可能会持续提高。加之患者的偏好和感受正逐渐成为指导医疗保健服务优化和完善的核心因素（Mery et al., 2017），患者在线上医患交流中的地位将可能进一步提升，从而催生新的线上医患交流模式。

从患者体验视角探索线上医患交流过程，患者对线上医患交流的期待及信任程度是交流过程的关键要素（Boulware et al.，2003）。医患信任被广泛视为临床医患沟通研究中的关键概念，而在线上医患交流的场景中，这一概念可能呈现新的动态。传统上，医患信任的形成往往基于医患之间的知识和权力差异，缺乏相关知识的患者往往会无条件地信任医生。然而，互联网的普及增强了患者获取医疗信息的能力和在医患沟通中的自主权，这导致传统医患间的信息和权力不平衡关系发生变化，这种变化可能会对医患关系产生新的影响（Mechanic，1996）。同时，线上医患交流中诊断技术的有限接入和医生形象及诊断过程的不可见性，也可能给医患信任关系的建立和发展带来挑战。基于医患信任对患者满意度、依从性和治疗结果都有重要影响（Hall et al.，2002；Safran et al.，1998），深入研究线上医患交流中影响医患信任关系的促进和抑制因素，对于增强患者对在线医生的信任、改善患者在线交流体验和优化患者的健康结果具有至关重要的意义。

从网络化特征来看待线上医患交流，新的交往媒介和渠道可能会带来患者主体性和沟通模式的变化。基于互联网的去中心性和平等化特征，患者在线上医患交流中可能更具主导性、参与程度更高，医患之间更有可能形成协商式的平等交流状态。此外，随着更多的医疗健康信息在网上具有可及性，影响患者对医生选择意愿的因素更加多元化，医生照片和患者评论对线上医患交流的动态都可能产生影响（谭博仁，2019）。更具体地说，在线上医患交互过程中，医生的情感支持、信息支持和回复速度都会显著影响患者对医生的满意度（谭鸿瀛，2021）。

同时，医生在线上医患交流中可能采取动态的身份建构策略，通过话语建构出不同的专业身份或权威身份，呈现丰富的交流动态（Mao and Zhao，2020）。

互联网改变了传统医患互动的方式与频率，也可能重塑医生与患者在面对面沟通情境中的权力和角色关系。现有研究多将线上医患交流视为一种医疗咨询服务，从消费者和服务提供者视角考察医患行为。对医患人际沟通的探索也多仍停留于浅层次的互动行为，如医患互动频率、医患交流次数、患者咨询和医生回复的文字长度、患者对医生的评价反馈等。目前，以线上医患交流为一种医患健康沟通实践，深入探讨医患互动过程的研究并不多见。因此，本书着力于以传播学视角为主体，结合其他跨学科视角，将线上医患交流作为一种医患之间的健康传播过程，超越现有研究对其效果的探讨多停留于患者的满意度、医生的问诊服务转化率、医患的知识交换效果等层面，进一步拓展和挖掘线上医患交流对于医患关系和患者健康结果的影响机制。同时，本书力图探索线上医患交流在培养患者健康信念、向患者提供社会支持、促进患者疾病管理等多个方面可能发挥的作用。本书希望通过线上医患交流的传播学视角研究，窥见互联网医疗的丰富性，为后续传播学研究在这一领域的贡献奠定基础。

第二章 线上医患交流的
模式与功能①

第一节 线上医患交流的四种模式

一 从线下到线上：医患交流的特征与模式演变

线上医患交流并非简单复制线下问诊模式并将其搬迁到互联网平台上，而是呈现独特的新动态。随着互联网技术的快速发展，人们的生活方式和信息获取习惯都发生巨大变化，"网络化生存"的状态也对医患交流产生深刻的影响。在线上模式下，医患交流的场景、过程和方式与传统的线下模式呈现很大的差异。同时，随着时代的进步和科技的发展，医学界对医患关系的理解也在不断深化和拓展。传统上，医患交流往往被视为一个权威的、单向的过程，其中医生作为专家，主导交流和治疗的方向。但随着医学伦理研究的进一步深入和患者权益意识的增强，现代的医患交流变得更加合作、平等和双向。

---

① 本章部分内容已发表于《互联网医疗：线上医患交流模式、效果及影响机制》一文，详见《深圳大学学报》（人文社会科学版）2021 年第 1 期。

（一）医患交流模式的分类与演进

传统的医患交流模式往往以医生为主导、以疾病为核心，整个医患交流过程呈现明显的工具性和功利化。但20世纪90年代以来，国外的一些学者基于临床实践总结指出，医患交流并非都由医生主导，而是逐渐呈现多种不同模式。这些医患不同交流模式的产生主要是基于两个方面的变化。首先，患者的知情权和参与决策权逐渐得到认可与尊重。现代医学强调以患者为中心的医疗模式，这意味着医生不仅需要提供专业的医疗意见和建议，还需要听取患者的意见，与患者共同参与决策过程，确保患者的需求和期望得到满足。这种模式强调医生和患者之间的合作关系，而不是单纯的主从关系。其次，医患沟通的方式和内容也在发生变革。以往，医生可能主要关注疾病的生理和病理机制；现在，医生更注重患者的整体健康状况，包括心理行为和生活质量等方面。这种模式会使医生注重与患者的关系，与患者进行更深入的沟通。

国内外相关研究为理解医患交流模式提供了一个深刻且系统的框架。埃泽基尔·伊曼纽尔（Ezekiel J. Emanuel）和琳达·伊曼纽尔（Linda L. Emanuel）归纳了四种医患交流模式，分别代表了不同的交互特点和价值取向，反映了医患关系在现代医学实践中的多样性和复杂性。这四种医患交流模式分别为家长型（paternalistic）、信息型（informative）、阐释型（interpretive）和协商型（deliberative）（Emanuel and Emanuel, 1992）。家长型模式是传统的医患交流模式，其中医生作为专家和权威，基于自己的专业判断为患者制订治疗计划，而患者主要是接受医生的建议和决策。这种模式强调医生的专业能力，但可能忽视患者的意愿和需求。在信息型模式中，医生主要是提供信息，而患者负责决策。医生为患者提供关于疾病、治疗方案和可能风险与收益的详尽信息，患者根据自己的价值观和生活情境做出选择。这种模式强调患者的自主权和知情权。阐释型模式强调医生作为解释者或顾问的角色。医生不仅提供医学信息，还帮助患者理解这些信息如何与他们的价值观和生活目标相符。医生在这里扮演了桥梁的角色，将医学知识与患者的个人经验相结合。在协商型模式中，医生和患者是合作伙伴。他们共同讨论治疗方案，考虑各种可能的选择和后果，最终形成一个共同的决策。这种模式强调双方的合作和对话，以及对治疗目标和方法的共同理解。

这四种医患交流模式显示出医患关系和交往状态的丰富性。从患者的角度来看，家长型模式由医生主导，但在信息型、阐释型和协商型模式中，患者都扮演着重要的参与角色。从医生的角度来看，他们在四种医患交流模式中承担的角色是多样的，如在信息型模式中扮演专业知识输出者、在阐释型模式中扮演健康顾问、在协商型模式中扮演患者朋友等。由此可见，医患关系基于医患交流的目的、医生承担的义务、患者的价值观及其自主权，呈现明显的动态。医患交流的场景、过程、角色关系、议题与目标的设定，都可能影响医患之间的交流模式。

埃泽基尔·伊曼纽尔和琳达·伊曼纽尔提出的医患交流模式，无疑为全球医患关系的理论建构提供了前沿性的视角。他们强调的以患者为中心的三种模式——信息型、阐释型和协商型模式——都在很大程度上强调了患者的主动性和参与度。然而，在实际操作层面，这些理论模式与现实之间存在一定的距离。在中国的医疗实践中，因为患者数量多、医疗资源相对有限，医生面临巨大的工作压力。在这种情况下，医生与患者之间的交流时间往往受到限制，难以实现深入的沟通。这也意味着在诸多情况下，医生很难为所有患者提供充分的医学信息和深入的解释。此外，部分患者的医疗素养相对较低，可能难以完全理解和权衡医学信息，这也给信息型和阐释型模式带来了挑战。同时，在传统的医患关系中，医生常常被赋予高度的权威性，这与协商型的医患关系存在明显的矛盾。线下医患交流模式在实际应用中面临矛盾和挑战，需要寻求更多的突破点，也需要医疗体制、医疗教育和公众健康教育等多方面的努力与配合，为其进一步的优化提供助力。

（二）线上医患交流的场景特征与变迁

在线上医患交流的环境中，由于交流场景和角色关系的独特性，医患关系的主导权可能得到新的启示和推动。特别是线上医疗咨询的商业特点和其依赖的计算机中介沟通平台，都对医患双方的互动行为、情感感知以及对彼此关系的认知产生了影响。这种影响不仅在表层，更深入医患交流的本质，使线上交流与传统线下问诊存在明显的差异和转变。这种变革不仅是技术和模式上的，更关乎医患之间建立信任、合作和沟通的新方式。

首先，在线上医患交流情境中，社交线索的缺失将影响医生和患者对彼此交流行为的认知与判断。根据线索消除理论（Cues filtered-out theory），计算机中介沟通（Computer-medicated

Communication，CMC）与面对面交流（Face to Face Communication，FtF）最本质的差异在于声音语调、面部表情、肢体语言、人际距离、沟通场景等非语言线索的缺失，这些社交线索对应的沟通功能也因此难以得到实现（Walther，1996）。由于缺乏更为丰富的人际交往线索和细节，在线上，医生与患者之间难以形成一种亲密的感受和关系，在交流的过程中也可能存在一定的误解。即使是在线下问诊情境中，医患双方对自我行为的评估与对方的主观感知之间也存在较多的不一致现象（Gordon and Street，2016）。可想而知，当医生与患者在线上只能依赖具体的语言文字判断对方的沟通风格和情感态度时，其主观感知的结果与对方行为实际传递的信息之间的偏差可能更为显著。尤其是在问诊对话过程中，由于缺乏面诊需要的一些核心信息，医生在诊断把握上存在一定的难度，相比线下问诊可能更为谨慎。

其次，在线上交流中，医患双方难以通过文本信息传递纵向等级、社会地位和权力关系等非语言线索，医患感知的地位等级差异缩小，患者的自主权和参与性增强。在线上语境中，医患所处的环境、座次、衣着、声调和表情等信息缺失，使传统面诊中的医患角色关系趋于弱化，社会规范和礼仪对互动行为的抑制作用也有所减小（Jaffe et al.，1995）。由此，线上医患交流促进了"民主化"效应的产生，医患双方在线上环境中的权力关系较线下可能更为平衡，医生不再一味扮演"家长式"角色，患者的主体性得到提升。此外，线上医患交流能够留下记录的痕迹，可以解决在面对面就诊中诊疗建议等无法被患者明确记忆的难题。在线下就诊时，患者对医学常识的缺乏，使其往往难以充分记住医生给出的疾病缘由和治疗方案，有时甚至记不住疾病名称。线上医患交流过程使就诊内容得以完整记录，可供患者多次查看。对于在就诊中遇到的自己不懂的医学术语，患者还能够及时通过互联网进行信息检索。同时在互联网情境中，患者能较为从容地思考和表达可能存在的困惑，而不像在医院环境中那样仓促和拘束。

再次，处于互联网大环境中的线上医患交流，具有一定的反权威和草根文化内涵。其中，较为明显的是消费者至上的理念，以及接受消费者监督评价的体系。一方面，互联网医疗增强了患者对个人医疗数据和医学专业知识的获取能力，使其在线上问诊中能够掌握更多主导权和选择权，从处于被动地位的"患者"角色向积极参与的"消费者"角色转变。另一方面，互联网医疗咨询平台为监管医生行为而构建的患者评价机制，进一步强化了医患之间的消费关系，患者对医疗服务质量更为重视，医生则可能出于积累网络口碑的需要，而自发地约束自身言行或改善沟通方式（施立，2018）。因而在"消费者主义"氛围的浸染中，患者作为消费者的地位有所上升，而医生作为医疗服务提供者的心态促使其提供更多解说，也更配合消费者的需求进行决策。

最后，线上医患交流过程中的视觉匿名感，会让一部分患者产生一定的安全感，减少其由害羞导致的隐瞒，提升其自我披露的意愿（Chester and Glass，2006）。尤其是对存在污名化风险的疾病患者而言，其在线上医患交流过程中分享生理或心理问题时面临的阻力较线下小，这有助于其更好地与医生进行医疗协商和决策。线上医患交流可以重塑医患双方的行为倾向、人际感知和对彼此之间关系的看法，使医患交流行为与线下问诊相比发生整体性和深层次的改变。

二　线上医患交流的模式拓展

在线上医患交流场景中，传统医疗服务中的家长型、信息型、阐释型和协商型医患交流模式都有一定的延展或变革。线上医患交流与线下问诊中的医患沟通既存在共通之处，又有不同的模式与特征。

本书结合演进中的医患交流模式和网络服务消费逻辑，将线上医患交流模式划分为家长式交流模式（Paternalistic model）、消费式交流模式（Consumeristic model）、咨询式交流模式（Consultative model）和协商式交流模式（Deliberative model）四种类型（见图 2-1）。这四种模式在议程设定方式、医患交流内容、医患情感态度、医患角色关系四个方面呈现显著差异（见表 2-1）。

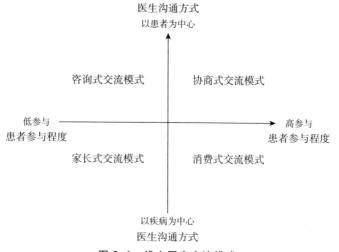

图 2-1　线上医患交流模式

相较于线下问诊方式，四种线上医患交流模式呈现新特征与新趋势。

表 2-1　四种线上医患交流模式的关键特征

线上医患交流模式	家长式交流	消费式交流	咨询式交流	协商式交流
医生沟通风格	以疾病为中心	以疾病为中心	以患者为中心	以患者为中心
患者参与程度	低参与水平	高参与水平	低参与水平	高参与水平
议程设定方式	医生主导	患者主导	医生主导	医患协商
医患交流内容	生物医学信息最多，社会心理信息最少	生物医学信息较多，社会心理信息较少	生物医学信息较多，社会心理信息较少	生物医学信息较多，社会心理信息最多
医患情感态度	医生与患者均偏向中性	医生偏向中性，患者呈两极化	医生较为积极，患者偏向中性	医生与患者均较为积极
医患角色关系	医生：决策制定者 患者：决策接受者	医生：信息提供者 患者：信息寻求者	医生：医疗顾问 患者：知识获取者	医生：医学指导者 患者：决策参与者

（一）线上医患之间的家长式交流

线上医患之间的交流模式在一定程度上延续了线下医患互动的逻辑。家长式医患交流模式（Emanuel and Emanuel，1992）是传统线下医患互动中最为常见的类型。医生采取以疾病为中心（disease-centered communication）的沟通方式，认为现代医学的核心在于技术主义而非人文主义，重视医学检查胜于医患沟通（Slingsby et al.，2006）。在这一模式中，医患沟通的目的主要在于帮助医生收集诊断所需的生物医学信息，并为患者提供对症的检查或治疗建议，以降低患者在医学层面的不确定性。

这种传统型的医患交流模式在线上医患交流中仍有不少体现。这种模式中的医生只是将线下问诊行为搬到线上，通过一系列封闭式问题引导患者提供诊断所必需的症状信息，并在提问结束后根据自身判断提供其认为合适的疾病应对方案。线上问诊构建的这种封闭式问答体系，进一步增强了医生对医疗咨询服务流程的控制。例如，医生可以通过选项明确罗列患者可能存在的情况，患者只需在其中做出选择。这种流程化让线上医患之间的互动显得更加非人化，而且患者无法脱离医生设定的框架。医生的议程把控行为容易抑制患者的参与和表达意愿，使患者自由表达的空间受到压缩。典型的一些表现是，医生往往直接为患者提供治疗方案或建议，而未进一步深入了解患者的实际情况，未有意识地对患者之前、当下和未来的状况做详细的了解，也未询问患者病症的发生是不是突发性的、偶发性的或是其他状况。

在线上问诊环境中，家长式医患交流的倾向有时可能更加明显。在线下面对面的问诊中，医生可以通过与患者简单的眼神交流或者患者的非语言行为，获取患者的社会心理状态等非直接信息。但在线上，由于患者的匿名性和"不可见性"，以及文字交流的局限性，部分医生可能更不倾向于深入了解患者的真实情况，而是更多地将重心放在疾病本身。这种模式使医患之间的情感联结大大减弱，医生往往只是单纯地提供治疗建议，而不再有额外的情感关怀和关注。相应的，患者在这样的交流模式中往往显得更加被动，更多的是在接受医生的意见和建议，而不是真正参与自己的医疗决策。

（二）线上医患之间的消费式交流

线上医患交流也表现为一种线上的医疗服务消费形态。消费式医患交流模式（Roter et al.，1997）仍然是以疾病为中心，但患者在医疗咨询中的参与度得到提升。海量医疗信息赋权下患者主体性的提升（Cline，2003）和咨询平台的商业属性，使医患之间的权力与角色关系得到重新定义，医生可能由线下问诊中权威的"家长"转向"服务提供者"，而患者成为与医生的权力关系更为平等的"消费者"（Ball and Lillis，2001）。

消费式医患交流模式在线上医疗咨询中的比例与特征可能相较于线下更为凸显。在这一交流模式中，患者往往以较高的提问频率就自身在疾病和应对上的困惑向医生寻求信息，并积极地表达自身的疾病经历与感受，以排解生理问题与心理困扰。同时，线上交流情境进一步强化了参与意愿高的患者自我表达的动机与能力，使其参与行为较线下更为频繁与深入。不同于传统的面对面咨询，在线问诊为患者打开了一个更为隐私和方便的空间，互不见面的环境能让患者更放心地分享自己的病情和困扰。此外，患者线上购物等日常消费习惯亦形塑了他们与医生的沟通表达方式，线上交流赋予了患者更大的勇气和自由度。他们可以在不用承受任何偏见或压力的情况下，坦诚地描述自己的状况。线上医患交流不再是简单的交流，而是能促使患者充分地描述病情，将对健康的追求表达出来。

在消费式医患交流模式中，医生则显得相对被动，较少承担引导患者分享与参与的任务，多以信息输出的方式对患者的问题做出回应，并告知患者其可能面临的健康问题，罗列可供患者选择的应对方案。对于一些医生来说，线上咨询很多时候以"一问一答"的回应方式为主。例如，当患者询问："这个药我能不能吃？"医生会回答："可以吃。"或者在患者描述一系列症状后，医生可能会直接给出"这是前列腺炎"的判断，或建议患者做某种检查。在消费式交流模式中，医生更多的是在"应答"，即对患者的问题进行信息输出的回应。

在线上消费式交流模式中，患者的角色经历了显著的转变。他们不再仅仅是从属的参与者，而更多地展现出消费者的属性，积极维护自己的权益。患者不单单注重医生的专业能力，更加看重他们的沟通与响应速度，期待医生提供及时、详细且具有针对性的答复。患者对医生的评价也更加倾向于比较医生的实际表现与自己的预期之间的匹配程度。例如，患者可能会说："医生很快就回答了我的问题，并根据我的描述给出判断，这让我感觉还不错。"与传统的医患关系不同，在这种在线互动模式中，患者更愿意也更敢于反馈和表达自己的疑问。当医生给出的建议与患者的初步判断出入较大时，患者会更主动地提出自己的观点和疑问，希望获得更多的解释和信息。例如，一名患者表示："当医生在某些判断上出现错误时，我会进一步询问他，比如我是否会因某症状而出现痤疮。我觉得有必要进一步向他求证。"这种更加平等、双向的沟通模式，体现了消费式线上医患交流的特点。

（三）线上医患之间的咨询式交流

线上医患之间的咨询式交流也逐渐兴起。在咨询式交流模式（Emanuel and Emanuel，1992）中，医生表现出较强的以患者为中心的理念（Patient-centered Communication，PCC）（Epstein et al.，2005），强调医学人文主义，重视医患沟通与医患关系。具有此类沟通风格的医生往往以建立医患信任关系和促进患者的行为改变为目的，在医疗咨询中关注患者的观点、需求、期望与疾病经历，并为患者提供信息分享和决策参与的机会，帮助患者认识和阐明其对疾病管理的诉求；同时以清晰、详尽的方式提供诊断和治疗建议，使患者选择、理解和遵从符合其诉求的疾病应对方案。

由于线上医患交流缺失非语言线索，医生在疾病判断上存在一定的被动性，因而在面对患者的疾病困惑时，会尽力收集更多的信息以更全面地了解患者的状态。在这一模式中，医生不仅借助封闭式问题对患者的生物医学特征做出分析与诊断，更通过开放的沟通方式挖掘和识别疾病相关的社会心理因素。有些医生表示，对于那些频繁出现但难以确定原因的过敏症状，其会花更多的时间与患者进行深入的交谈，探讨其日常生活中的各种细节。在这个过程中，医生会持续地提问并与患者反复沟通，以获取更精确的诊断信息。

此外，由于线上医患交流过程并非实时发生的，医生有足够的时间更为精准和清晰地提供医疗建议。这种异步式回应方式使循证医学（evidence-based medicine）能较好地发挥作用，医生能够较为规范地提供医学指南上的应对方式，或及时查找最前沿的医学进展为患者提供诊疗措施。同时，得益于没有面诊的时间限制和即刻的情境压力，医生可以更深入地回答患者的问题，或者通过科普文章、视频等在线资源，为患者提供更全面的健康信息内容。医生可以更为积极地利用各种在线工具，提升咨询服务的质量。有医生表示，有时线上的回答可能不尽如人意，但在回答患者后，可以快速地分享相关的科普文章，为患者提供更多的背景知识。这样，患者既可以自行了解相关信息，也可以与医生进一步沟通，以确保理解无误。线上咨询式交流模式让患者在医患关系中扮演更为主动的角色，他们可以更加方便地搜索信息、提问并参与决策过程。与此同时，这种模式也更加凸显了医生作为专业健康医疗信息提供者的角色。医生不仅是治疗者，更是知识的传递者和指导者，为患者提供专业建议和经验。总的来说，线上咨询式交流模式推动了医患关系的转变，使其更加开放、互动和均衡。

（四）线上医患之间的协商式交流

线上医患之间的协商式交流是一种趋于理想化的医患平等交流状态。协商式医患交流模式（Emanuel and Emanuel，1992；Charles et al.，1997）指医生采取以患者为中心的沟通方式。这种模式也是患者参与水平较高的医患交流模式。在传统的线下环境中，医生的白大褂成为其专业性的标志，医院的氛围往往显得庄重和严肃。然而，在线上环境中，由于脱离了医院的具体场景和医生主导的交流模式，医患关系呈现相对平等的特点。这种线上交流模式为医患双方创造了一个更为自由、开放的沟通空间。在协商式医患交流模式中，患者经常会根据自己的健康知识背景提出观点和疑问，医生则在察觉到患者具有不同层级的健康素养后，有针对性地解答其疑惑，并在可能的情况下，考虑患者的意见，制定更贴合患者价值观的治疗方案。这种双向沟通有助于医患双方在治疗方案选择上达成共识。在这种模式中，医生能感觉到患者的需求具有差异性，比如不同的患者可能有不同的顾虑，有些患者在线上明确表示自己不想用某种药，等等。不同于线下的沟通模式，线上环境减少了患者感受到的被医生主导的压力，使患者更有话语权，也更愿意与医生讨论和协商治疗方案。

而且，在线上医患互动过程中，协商式交流模式中存在更多的情感慰藉。患者通常希望与医生的沟通帮助减轻自己的焦虑、恐慌等情绪。而在传统的线下面诊环境中，由于时间紧迫，以及其他等待患者的催促，患者与医生的沟通往往显得仓促。在这样的"争分夺秒"压力下，患者很难深入讨论治疗方案，更不容易向医生表达自己的情感焦虑，而医生也难以给予足够的情感支持。有医生描述，面对急切等待的病人，每一次额外的沟通都可能被视为时间的浪费，导致医生不得不加快诊断速度。相比之下，在线上环境中，患者和医生都没有这种外部压力，患者可以更加详细地描述自己的困惑，更加坦诚地分享自己的情感状态，而医生也有更多的空间为患者提供情感上的支持和慰藉。线上的协商式交流为医患双方创造了一个更为平等、开放的沟通环境。在这样的交互模式下，医生与患者的角色更加明确，他们的情感需求得到更好的回应，他们共同决策的实践也更为流畅。这种沟通方式为医疗服务带来了一种更接近理想的状态，双方相互尊重，合作更为紧密，共同为健康目标努力。

三　线上医患交流：超越线下问诊模式的新形态

上述四种线上医患交流模式，虽在线下环境中同样存在，但线上环境的特殊性让它们的展现形态和出现频率有了明显的差异。线上交流打破了传统的空间和时间约束，使医患之间的沟通更为便捷、自主。尤其是线上医疗咨询，与传统的线下问诊相比，具有更强的灵活性和广泛性。这种新的沟通环境和应用背景催生了更多以消费式和咨询式为核心的医患互动方式，呈现超越线下问诊模式的新形态。线上医患交流不仅有助于患者更加主动地寻求健康信息和服务，也能使医生更有效地传授专业知识，满足患者的多样化需求。线上医患交流模式的转变不仅是传统医疗模式的延伸，更是在现代技术背景下医疗服务的新形态。在这一过程中，线上医患交流不是一种单向的信息输出或获取，而是一种双向的健康沟通与传播，为公众提供了一种新的健康沟通路径。

（一）信息消费与健康咨询：线上医患交流的主流模式形成

线上医疗咨询区别于线下问诊的沟通环境与应用场景，形成了以消费式和咨询式为主的医患交流模式。

一方面，消费式交流模式的主导地位反映出患者在线上医患沟通中主体性的崛起。这一趋势在较多研究中均有所体现（Xiang and Stanley，2017）。不少学者也指出线下问诊中固化的医患权力关系对患者参与意愿和能力具有抑制作用（Broom，2005）。而线上医患交流中社交线索的减少和技术属性的增强，重构了传统医患沟通情境中医患之间的权力与角色关系。患者作为医疗服务与健康信息消费者，在海量可获取的健康信息赋能下，倾向于以更积极的姿态参与或主导医疗咨询中的议程设置。线上医疗咨询平台的技术属性也使患者在内容表达与沟通节奏上掌握了更多控制权，这有助于进一步提升患者参与医患沟通过程的能力。相对的，医生传统"家长式"的主导角色与权威地位面临挑战，他们更多以医疗服务与信息提供者的身份对患者的信息需求做出被动回应。同时，线上医疗咨询以常见轻症为主的应用场景，以及医生对患者信息分享引导义务的弱化，促使医生在面对需求明确且疾病风险和不确定性较低的患者群体时，更多采用以疾病为中心的沟通风格，高效简洁地向患者提供其所需的医疗建议（Whitney et al.，2004）。

另一方面，咨询式交流模式的凸显体现了线上医患交流中以患者为中心的沟通趋势。线上医疗咨询的商业本质使医生在患者反馈体系的激励与约束作用下，主动地规范自身言行和改善沟通方式。线上医生对患者评价的重视与沟通意愿的提升，也在诸多研究中得到证实（李宁、黄健，2018；施立，2018）。同时，互联网技术支持下的异步通信形式和电子医疗记录的应用，有利于增强医生对患者信息、需求和观点的获取与回应能力。此外，计算机中介沟通情境中非语言线索的消除，也改变了患者对医生言行的感知与评估方式。偏正式的书面用语能够模糊或修饰医生的情感倾向，而医生神态表情的隐匿给予了患者更多自由想象的空间。因此，摆脱传统家长式作风的医生与患者在计算机中介沟通情境中的相会，赋予了以患者为中心的沟通方式更多实现的可能性。

此外，由于互联网医疗渗透率有待提高，目前对不同医患交流模式的深入探讨仍较少，对其传播效果的研究也较少。以往针对线下医患互动的研究显示，良好的医患交流有助于改善患者的心理健康与生理状态，如信息式医患交流能够减轻患者的心理压力、促进患者的血压控制，参与式医患交流有利于弱化患者的焦虑感和缓解患者的疾痛症状（Roter，2000）。事实上，除了对患者健康结果的直接影响，医患沟通在多数情况下通过间接的方式实现对患者健康的促进（Street Jr. et al.，2009）。不同的线上医患交流模式对患者满意度、疾病治愈效果、疾病认知、依从行为等方面的影响值得深入探讨。

（二）认知促进与行为改变：线上医患交流的健康促进潜能

线上医患交流日益成为健康管理中的重要渠道，其在提升患者疾病认知和健康行为改变上展现出显著的潜能。这种互动方式作为一种高度专业且定制化的医疗信息渠道，在大多数情况下有助于增强患者对健康问题及其相应措施的理解。此外，这种交流也可被视为一种有效的行为干预策略，可以推动患者更好地管理自己的健康，确保其对疾病应对行为的接纳和依从。线上交流多数时候可以增进患者对健康问题的理解，帮助他们更准确地掌握疾病信息，从而做出更明智的医疗决策。

在四种线上医患交流模式中，协商式和咨询式模式的认知提升与行为改变效果相对优于消费式和家长式。其中的关键影响因素在于医生端以患者为中心的沟通方式和患者端的积极参与行为。医患交流模式与患者认知和行为改变之间的关联，在临床情境中得到广泛验证。医生以患者为中心的沟通行为被多数研究指出能够增进患者对疾病的认识和对医疗干预方案的遵从（Finset，2011），而患者的信息分享和决策参与行为有助于提升其对治疗措施的认同与依从程度（Loh et al.，2007a）。

在线上医患交流情境中，医患交流行为的健康传播效果得以延续。同时，鉴于不同模式的效果差异，在线上医疗咨询中进一步推广以患者为中心的沟通理念具有重要意义。尤其是针对医学不确定性较高或患者焦虑感较严重的健康问题，医生可以通过更为开放、更有耐心和更加友好的情感态度与话语表达鼓励患者分享疑虑、观点与需求，并结合更为通俗易懂的语言风格充分告知患者诊断结果与医疗建议。而要想提高患者参与的积极性，不仅需要医生改进沟通行为，还需要线上医疗咨询平台在患者引导和患者教育方面完善相关机制，如针对患者的病情主诉提供更为细致的类目参考等。患者的积极参与是线上医患交流中健康促进的关键驱动力，互联网"原住民"在线上医疗方面天生具有高度的自主性和较强的参与意愿。随着线上医疗的深入普及，这种新型的线上医患交流逐渐崭露头角，可能预示着一种更加平等、开放的医患互动模式的出现。

第二节　线上医患交流的机制与功能

一　超越工具需求：线上医患交流的多重补充功能

阿瑟（2014：59）认为，技术是对现象有目的的编程。新技术不仅仅是冷酷的机械或软件代码，更多的是对人类需求的敏感反应和满足。因此，新技术具有深度挖掘人类新需求的潜能。从这个视角看，新技术的应用和传播为我们提供了一个审视技术进步如何与社会需求相互作用的全新视角。

以往的研究仅将问诊看成一个疾病问询过程。随着技术的进步和互联网的普及，这种传统的医疗模式受到挑战。线上医患交流作为新型的医患交流方式，不仅提供了一种新的问诊方式，更重要的是满足了患者深层次的需求——对疾病信息的诠释、对心理情感的慰藉等（Xiao et al.，2014；Basham，2009）。

（一）工具功能的延展：医疗数字化便利与资源匹配优势

健康医疗服务数字化（digitalization of healthcare）是互联网医疗的重要指征（McLoughlin et al.，2017）。从工具层面来看，线上医患交流直接便利了常见病和慢性病患者的就医问诊以及医生的患者管理过程。线上问诊平台可以让患者少跑很多趟医院，让医生对患者的管理更加便利和可追溯。高效地管理复诊和慢性病患者是一些医生开始接触并使用线上问诊方式的主要原因。不少医生为了方便病人复诊，开通了线上问诊。医疗数字化链接了患者、医生和医院，能满足患者自我健康监测、用药管理、药物申领、医生审批、线上支付、物流监测等需求，可以大大提高慢性病和常见病患者的生活便利度与满意度（Atasoy et al.，2019）。

线上医患交流有助于医患资源调配合理化，降低建立关系和沟通的成本，增加患者找到合适医生的机会。中国医疗资源分布不均，尤其是某些三甲医院医生"一号难求"。而通过初步的线上医患交流，患者可以向某些特别难挂上号的医生描述自己的病情，确定诊疗的方向或确保找到合适的医生，并尽早采用在线预约的方式挂号就诊。此外，线上问诊能够让一些处于偏远地区或有疑难杂症的患者接触到优质医疗资源。线上问诊过程能够让医生简单浏览患者的病情基本描述，进而筛选出有强烈需求的重症患者，为其提供线下就诊机会，让优质的医疗资源得到合理的分配。有时，尽管可以直接线下问诊，但有些患者仍然会选择先线上问诊。线上问诊发挥着一种"引起医生重视"的功能。对于某些患者而言，为了在众多线下问诊的患者中获得额外的重视，他们希望在线上问诊平台上与医生开展初步的互动，形成一定的交流基础。虽然这种情况下线上问诊过程看似是重复线下问诊的无效行为，但对于患者来说，与医生的关系"一回生，二回熟"，从线上转到线下就诊，可以增加自身对医生的信任，也可以提高医生对自己的关注度和重视度，使自己得到更多的诊疗建议和更全面的治疗方案。因此，线上医患交流的工具功能体现为对线下医疗的延展，通过医疗服务数字化实现医疗管理的高效性，让医疗资源得到更充分的使用，搭建起医患交流的新平台。

（二）信息功能的需求释放：不确定性消除与认知闭合

我们处在一个信息时代，信息的意义在于"使用它能够消除一个藏在黑盒子里的未知世界的不确定性，从而达到了解它的目的"（吴军，2020：16）。健康医疗信息在疾病预防和控制层面具有无可争议的意义，但因其专业门槛高，普通大众获取和消化不足，健康医疗信息的需求和价值未能被完全释放出来。

首先，以往晦涩难懂的医学知识常常成为患者深入了解自己疾病状态的"高墙"，线下医疗场景中局促的环境和匆忙的面诊过程难以实现信息有效沟通的目的，有些患者甚至听不懂或记不住医生对其所患疾病的诊断和嘱咐。线上医患交流在信息功能上的促进作用表现在信息的记录性（recordability）上。目前，线上问诊大多以图文交流形式进行，内容能够被永久性地记录下来，供患者多次查看。线上问诊扮演了一个天然记事本的角色，可记录、可复看的图文表述对于患者理解自身疾病具有十分重要的意义。对于患者而言，听懂和记住医生的诊断与处方建议等并不容易。线上医患交流的可记录性为他们提供了"反复"研究的基础，他们能够重新了解医生的嘱咐，不断回顾与医生的交流内容。

其次，线上医患交流的更大意义在于让患者有意愿掌握有关自身疾病的更多信息。对于一些患者而言，与其说他们与线上医生交流是为了治愈或治疗疾病，不如说他们是为了自我学习和自我监测。一些患者并不期待通过线上问诊彻底解决自身健康问题，而是将其视为精准搜寻和获取健康信息的过程。患者借此对自身情况进行预判，强化自己的掌控感，增强自己的风险判断能力和医疗行为决策能力。医患之间充分交流是患者掌握一定医疗信息知识的基础。一些患者会将线下就诊前的线上信息搜寻作为线上医患交流的基础，他们在网上搜寻到的信息能够帮助他们对自己的情况有大致的了解，使其与医生的交流更为高效和顺畅，节约双方的时间，减少线下问诊比较仓促的情况。也有患者在线下问诊后，对自身病因、治疗疗程和副作用等信息仍存在诸多困惑，而线上医患交流提供了一个"反思空间"（zone of reflection）（Lee and Zuercher，2017），患者可以询问之前面诊时忘记问的问题或希望医生进一步解释的信息等。对于医生而言，线上的健康医疗信息交流也更符合他们目前的生活节奏以及进行知识科普或深度解读的行为逻辑。有医生表示，因为有更为充足的时间，他们在线上回答问题会更为细致和具体，而且回答的维度更广。

线上医患交流释放了患者的健康信息消费需求与欲望，可以成为线下仓促问诊的一个有效补充。患者的认知闭合需求（need for cognitive closure），即获得足够多的信息以摆脱不确定性的需求，在线上医患交流过程中可以实现（Kruglanski and Webster，1996）。人们在获得更为确切的信息后做出医疗决策，也将具有更高的就医满意度和更强的治疗依从性。这种基于互联网人际互动的问诊过程也能在一定程度上增加患者的健康知识，提升患者的健康素养，实现健康信念的传播，增强患者对自身健康决策的参与感，提高患者对诊疗建议的依从性，达到更好的治疗效果（杨君等，2013）。

（三）心理疏导功能的可及与配置：疾痛自我表述与心理缓冲

在线上医患交流中，医生的身份可以分为工具主导的专家身份和关系主导的朋友、普通人和服务提供者身份。有研究发现，医生在网络情境中的专家身份仍占主导地位，但趋于弱化；其朋友、普通人和服务提供者的身份逐步凸显（蒋筱涵、景晓平，2020）。医生充当关系型角色开展患者心理疏导工作，是线上医患交流会话结构中不容忽视的一环。

在线上医患交流过程中，患者获得自己的话语权，去抑制性的互联网属性为患者提供了更为畅通的表达方式，使他们自我表露的广度和深度都得到拓展；而较弱的社会临场感能够让医患脱离严肃的就医场景，形成趋向于平等化的交流方式（Greenhalgh et al.，2016b）。患者不会囿于医院场景的压抑或受医生不耐烦情绪的影响，而是可以相对自如地完成自我叙述式的情感宣泄。承担着躯体疾病痛苦的患者往往也容易产生抑郁、焦虑、绝望和痛苦等情绪（Meggiolaro et al.，2016）。而医生的一些安慰性话语可能成为患者获得心理层面社会支持的来源。人在处于疾病状态时，往往会较为敏感而脆弱，来自医生的专业且友好的问诊态度和适度关怀能在一定程度上影响患者的心理感受。在线上医患交流过程中，医生会用比较温和的语言表达或其他话语方式缓解患者内心的焦虑，给患者一些心理安慰。甚至有医生感受到一些患者在线问诊可能是出于心理需求，希望通过在线问诊寻求心理安慰，医生的专业性可以让他们的安抚发挥更强的效能。

线上医患交流作为补充线下问诊的一种渠道，可以为患者提供一个心理准备（psychological preparedness）的过程，在心理层面起到"缓冲"（buffer）的作用。线上医患交流具有"延迟呈现"病情的特征，患者一般不会将线上诊断视为确诊，但医生的一些基本判断可以在一定程度上缓解患者的焦虑。线上医患交流在一定程度上将疾病的问诊过程前置，对于患者而言，是在以一种缓冲的方式与自己沟通病情，让自己对疾病的状态有更高的接受度，做好应对疾病的准备。

莱文森（2001：174）从补偿性媒介理论视角指出，整个媒介的演化进程都可以看成补救措施，后出现的媒介对前一种媒介进行功能性补偿。相对于面对面的线下问诊，线上医患交流平台的功能性补充意义深远，它不但工具性地改变了医疗资源的数字化和分配方式，而且改变了医患交流的整体框架，将患者信息需求和医生心理疏导功能强化、补充、融入对话结构，形成新的医疗服务生态（Wang et al., 2012; Wang et al., 2014）。

二 线上医患交流的动态：技术可供性与用户主观能动性的博弈

互联网技术正在经历一个与人类深度融合的时代，它已经不仅仅是一个工具，更多的是对现代社会的一种文化和行为反映。线上医患交流作为技术进步的一个应用领域，也深受其影响，呈现独特的行为边界和效果逻辑。技术的工具理性，即可用性，与它服务的用户渐渐培植的技术依赖和惯性思维，再加上社会文化心理等因素，使互联网由技术模式衍生为一种文化表征和行为实践（田智辉、梁丽君，2015）。

（一）技术局限与技术风险的困境：流动主动性上的策略应对

网络传播中具身的虚拟化带来了线上医患交流的显著局限性，即患者在进行在线问诊时不能如同线下问诊一样去做实体的检查，医生也无法做到望闻问切。正如有医生形象地比喻说："在线上，我们就是盲人，看不到也摸不着我们的患者。"互联网在健康医疗领域的有限性适用是一个目前难以突破的瓶颈；但在线上医患交流实践中，参与主体通过发挥主动性，在协同合作上实现了一定的突围。

后现代主义强调主体都是流动的，是千姿百态地渗透着向前的（鲍曼，2002：25）。医患双方在技术赋权与技术局限之间探索出一条蜿蜒向前的路径。针对线上医患交流描述病情的局限，医生会提醒患者通过发送图片或小视频的方式传递疾病症状信息，也会试图用其他的技术手段或更清晰有效的指引实现病情诊断。有的医生制定更为量化的标准，使患者能够根据医生的指引，进行有效的病情陈述，如"我每次都会问他，你的孩子在安静状态下，呼吸次数是多少？你可以反复地去数几次，1分钟能呼吸多少次。这样的话，有些孩子的家长就会给我一个相对准确的概念"。通过制定一些固定的、客观的、可量化的指标，医生可以帮助患者更为准确地描述病情，减少误诊风险。

此外，患者在线上医患交流过程中并不只是被动配合。患者流动且复杂的主体性不仅表现在自我疾病表述上，也体现在其对技术风险和诊疗过程中隐私担忧的应对中。尽管患者知道医生需要通过图片等信息判断自身的疾病，但有些患者很担心线上医患交流平台会泄露私人照片或疾病隐私。为了规避个人或平台带来的隐私泄露风险，有些患者在进行在线问诊时会选择给照片打码或选择戴上口罩等。患者在提供足够多的信息以帮助医生判断病情与保护自身隐私之间达到平衡，以把握自身的主控权。

面对工具理性的技术局限，为了达到诊断疾病的目的，医患双方的主体性在一定程度上被调动起来，流动性的主体力量有惊人的能力绕过障碍。而技术风险和医患不信任的存在，让医患双方可能在开放与封闭之间存在一定的博弈。在医患冲突时有发生的大背景下，医患双方既要积极开放又要规避风险，因而在主体性发挥过程中呈现互动博弈的状态。

（二）沟通效率与交流效果的平衡：医生模板化话语与患者感知

数字科技的大规模复制意味着时间和精力的腾出，将人类从一部分简单重复的行为活动桎梏中解放了出来（凯利，2016：141）。在线上医患交流过程中，为了提升效率，医生会设置一些模板，以相对统一的方式回复患者，以解决文字交流中文字输入慢或话语重复的问题。基于模板的讨论一般运用在两个场景中。一个场景是由医生发给患者，用以开展诊前患者基本情况收集。患者将个人信息组织化地输入提问的模板中，省却了医患双方就基础信息一来一往低效问话的过程。这种任务导向的工作以模板的方式呈现，提高了沟通效率，也能够让医生更直接简洁地了解患者状态。另一个场景是医患之间一问一答的对话。在医生看来，他们长期诊断同一类型的疾病，且某个时间段某种疾病高发，患者的症状大同小异，可复制粘贴的模板化句子能降低时间成本。模板也是他们进行信息互动或分享的小"智库"（repository），可以加快线上交流节奏，弥补文字输入慢的缺陷，使工作效率向线下就诊看齐。

但在将线上医患交流视为关系型导向的患者看来，这种模板的使用在一定程度上影响了他们的就诊体验和交流效果，可能会降低他们对线上问诊的满意度（Walther，1995）。人们在判断交谈内容的人性化程度时，具有一定的敏感性。模板的使用痕迹，其实并不难被患者识别出来。患者表示，交谈过程中一板一眼式的回应是模板式回应。而一旦发现医生的回复就像是复制粘贴了其他人的回复，患者就会产生较大的反感，觉得医生不真诚，也没有为自身的疾病提供有针对性的诊疗方案。在使用新媒体时，医生"效率至上"的原则与患者的交流体验之间存在一定的悖论。在交往实践过程中，社会建构的一对一人际交往规则不太能接受分心和漠视。在线下面对面交往中，眼神交流是双方交流友好且顺畅的表现，可以确保对方未在交流过程中三心二意（Grumet，1983）。而在线上医患交流中，医生使用模板给患者的感受是医生不重视、敷衍和不负责任。在技术化的社会治理模式中，技术的赋能可以提高沟通效率，但技术失控或使用不当容易疏忽"人"的主观感受与人文价值取向。在线上医患交流中，医生合理有节制地使用技术模板，有助于实现沟通效率与交流效果的平衡和双向共赢。

（三）在信任与质疑之间：交流异步性与信息获取多源性

网络上可及的海量健康信息为在线健康信息获取和搜寻奠定了基础。患者不再是被动地接收信息，而是开始主动地掌握和控制信息，并参与信息的提供和传播，获得转换角色的自由。网络健康信息获取渠道除了本书关注的"一对一"的线上医患交流，还包括"人机互动式的"搜索引擎以及"泛化的多对多知识分享平台"——在线健康社区等。在充满多样选择的环境中，跨源健康信息搜寻行为，即同一个用户通过多个信息来源满足自身健康信息需求（李月琳等，2021a），在日常健康行为实践中并不少见。得益于此，患者由以往的"疾病未知状态"转变为"疾病知情状态"，而这会在很大程度上影响线上医患交流的逻辑（Kivits，2006）。

患者通过互联网泛化的健康信息检索可能掌握一定的信息，但由于患者在使用搜索引擎或在线健康社区时存在对信息质量和渠道公信力等的顾虑（刘德寰、王袁欣，2020），他们会转向更具专业性、更有针对性的线上医患交流。这个时候，大多数寻求线上问诊的患者，可能已经通过在线搜寻诊疗信息储备了一定的医疗术语，缩小了与医生之间的专业知识鸿沟，甚至默默开展了"疾病自我诊断"。线上医患交流对于他们来说，是一个核实与确认的过程，他们将线上问诊作为一种验证自身判断的方式。同时，医生也感觉到这些患者做了一些"诊前功课"。相对而言，线上患者一般会做好准备工作，而线下患者的准备工作往往没这么充分。

其他信源的健康信息可以使线上医患交流建立在一定的知识基础上，提高交流效率，增进双方的理解程度，也能使医生有针对性地解答患者的疑惑。非实时的互动属性增强了医患之间互动的弹性和可控性，患者可以通过自我学习获得更多与医生互动时的"知识资本"。患者通过网络上的信息检索，在一定程度上弥合了与医生之间的信息沟壑，增强了自身的优越性。然而，患者的线上自我诊断在提升自身健康素养的同时，也可能会在一定程度上消解医生的知识权威。延时的交流模式为患者提供了网上自查信息的"可供性"（affordance），使患者话语权在与医生话语权的博弈对抗中得到充分维护、强化和提升（吴洪斌，2017）。患者会将医生的建议与其在其他信源获得的信息进行比对，追问、质疑或挑战医生的诊疗建议（Caiata-Zufferey et al.，2010），这使医患沟通方式和双方权力地位发生一定的改变。

线上医患交流过程有时也体现了医患之间信任与质疑的博弈。在大多数情况下，患者是由于在网络上搜索的信息良莠不齐、难以判断，才转向更专业和更值得信赖的线上医患交流。如果医生所言与患者在网络上搜索的信息不一致，患者往往会觉得与最初看到的信息"默认真实"的状态相冲突（格拉德威尔，2020：37），因而可能会通过质疑或挑战医生的权威，希望医生解释或推翻网络中检索的信息。这一举措可能会引发一些医生的反感，其中包含的"预设性不信任"让医生难以接受，他们认为"既然患者不相信我，为什么要来找我看病"。但不少医生也发现，质疑是信任的基础，只要他们耐着性子认真解释，患者对他们的质疑就可以转化为信任。互联网医生需要适应"有知识库支撑的"和"知情的"（informed）患者（Kivits，2006），他们会跨源寻找信息，听"另一个声音"，这也在一定程度上改变了医患"一对一"封闭沟通的形态。在每一次医患互动的背后，都有一个更为广阔的由互联网提供的信息空间，在无形之中影响着线上问诊的过程和效果。

三 医—患—技术：线上医患交流双方的理解差异

在线上医患交流这种新型交流模式下，医患双方存在的诸多身份差异与认知差距，会对他们的交流过程和交往模式造成深远的影响。医患双方代表着不同的群体身份，他们对于交流中对方的认识和行为存在不同的解读，也呈现理解上的差异。医生和患者在专业知识上的差距可能导致他们对同一问题的理解存在显著的不同，他们的社会角色与地位差异也可能影响他们的交流行为。这些认知和角色上的差异带来了医患双方对于线上医患交流体验在诸多维度上的理解差异。知晓、识别和阐释这些差异是促进医患双方共情的基础，是促进线上医患交流共识达成的基石，也是形成更好的医患关系的有力支撑。

（一）"时间主权"：时间敏感度感知差异与群体间共情

凯利（2016：66）在《必然》一书中提到计算时代的第三个阶段，人们对于通过技术进行交流的期待已经从日清日毕模式转换到实时模式。在当下的技术环境中，即刻发生，实时互动，信息不间断流动，已经成为常态。

在线上医患交流过程中，患者期待医生及时回复消息，对医生响应时间的敏感度较高。他们渴求尽快了解病情，以准备下一步的应对方案。对于患者而言，及时获得医生的回复和反馈至关重要。在大多数情况下，患者对疾病和风险充满不确定性和焦虑，总希望尽快收到医生的回复，以解决其困惑。处于健康困扰状态中的患者，往往觉得"度日如年"，他们非常急迫希望尽快缓解疾病的不适感。仅有少数患者表示，并不着急获得医生的意见。一些量化研究分析也发现，患者对响应更迅速的医生满意度更高（Yang et al.，2015a）。若医生没有及时回复，他们会觉得很煎熬；医生的延迟回复也往往会影响他们对医生的评价。

但对于医生而言，第一时间回复患者是不可能且没必要的选择。医生一般空闲时才会回复，而且他们认为线上着急的病人不多。医生的日常工作已然忙碌，诊室外"可见的"等候患者给他们的压力更为明显，对于网上"不可见的"患者等待则可暂缓回复。对于大部分医生来说，他们坚守的原则是在问诊平台规定的回复时间内（一般为 24 小时或 72 小时内）完成即可。而且，大部分医生对于线上问诊患者的疾病严重程度感知较低，他们认为重症和急症患者应该会第一时间选择线下就医，而在线问诊的患者既然不是急症，时间紧迫性就没有那么强。因而，医生对线上问诊的时间敏感度较低，并不会"争分夺秒"地去解答线上患者的困惑。

患者对医生响应速度的高期待与医生对患者的"有限重视"之间形成了一定的鸿沟，也成为线上医患交流中的一大困境。在这样的逻辑下，虽然患者能随时随地地开启一次线上问诊订单，但"时间主权"掌握在医生手中。尽管移动互联网时代保持实时互动和"永久连接"成为可能（周葆华，2020），但线下医生生活结构化的现实难以逾越。医患之间理解差异的消除之道在于，呼吁两者逐渐达成一定的默契和共识，或强化医患双方的群体共情。例如，有些线上医患交流平台提升了医生的时间敏感度，规定医生在 4 小时内回复患者；也有线上医患交流平台试图降低患者的期待，将医生的平均回复时间或其日常得闲的回复时间列出来，以使患者有等待的预期。这些举措在一定程度上回应并减少了医患双方对时间敏感度的感知差异，但未来需要在促进双方更好地理解和共情基础上形成更深层次且系统有效的解决方式。

（二）追求专业性与确定性的冲突：效能度理解差异与群际信任

在科技发展和社会交互日益加速的背景下，效果逻辑成为实用主义的核心思想。它强调技术和服务的实际应用价值，而不仅仅是技术的革新和创新。感知有用性作为技术采纳的关键要素，也是衡量新技术或服务是否能被广泛采纳的基础标准。对于线上医患交流这一新型服务模式，其受众群体的感知有用性显得尤为重要。线上医患交流的效能评估并非一个单一的、线性的过程，而是一个涉及医患双方协商和参与的互动过程。其中，双方的需求、期望和满意度都是评估效能的重要维度。

对于患者而言，通过线上医患交流获得确切而具体的诊断和诊疗意见，从而治疗或治愈疾病，是他们渴求的。但不少患者表示，线上问诊时，医生在开药上相对保守，医生给的一些意见或咨询方案比较笼统，开的药方也比较宽泛，导致患者的症状可能并未得到缓解。而从医生角度看，由于线上问诊存在工具上的缺陷，中医无法望闻问切，西医不能采用医疗仪器进行辅助检查，医生甚至无法见到患者本人，所以一般只能保守地提供诊疗建议，不能提供确切而具体的回复。为了防止出现误诊的情况，医生有时会给出一些常规性的判断、模糊的回复或泛化的应对策略，如多运动、清淡饮食等；或者建议线上患者去线下就诊。之前的研究也发现，医生会采用一定的话语表达方法，通过一定的不确定性表达，弱化自己的权威性，比如使用"可能""有时""有些"等词语将责任间接地从自身转移出去，也避免产生其他的冲突或矛盾（Mao and Zhao，2020）。

医生追求的专业性和自我职业操守，与患者期待的确定性诊疗建议之间存在"交流的无奈"。这也呈现消费主义和专业之间的冲突，医生群体的心理悖论在于他们一方面希望让患者"钱花得值"，向患者提供有意义的诊疗建议，同时提高自己的评分、口碑、美誉度和市场竞争力；另一方面，本着遵守职业道德以及对患者负责的态度，他们觉得若没有十足的把握，就不应该武断地为患者制定诊疗方案。面对这一困境，有医生表示，应在追求专业建议有效性和追求医疗职业道德之间寻找一个平衡点，若是有相对大的把握，则尽量给出具体的建议，而如果没有把握，则建议线下就诊。

在医患冲突时有发生的大背景下，尽管线上医患交流是医生和患者合作展开的互动，但医患群体之间的信任基础较为薄弱，这对其效能造成了一定的影响。群际信任（intergroup trust）体现了内群体对外群体的预期，并对互动过程中可能存在的潜在风险有一定的抵御机制（程淑华等，2017）。在医疗场景下，行为决策的容错率低，加上缺乏群际信任带来的面对不确定性时的保守心态，线上医患交流的感知效能在一定程度上受到影响。但随着线上问诊用户增多，这种群体间的信任可能得到强化，也将有助于线上医患交流效能的提升。线上医患交流的效能取决于医生、患者和互联网技术三方的合力，医患清楚各自的权衡和考虑，是促进线上医患交流发展的前提。

（三）从"生物医学模式"到"医学人文模式"：态度重要性感知差异与群体共识

医疗问诊模式经历了一个由"生物医学模式"（关注生理、结构和疾病问题）转向现代"生物—心理—社会模式"（医学科学精神和人文精神的交融）的过程（张艳萍、张宗明，2007）。在传统的医疗情境中，医生以其专业性强在医患互动中占据主导地位（涂炯、亢歌，2018），一个"好医生"的重要评判标准以医术和诊疗效果为核心指标。而现在的"生物—心理—社会模式"呼吁对"医学人文精神"的关注，要求医生在注重采用专业医学知识治疗患者疾病的同时，更加重视与患者的沟通和对患者的态度，对患者的人格尊严、生理及心理需求给予具体关注（韩鹏等，2013）。

在网络消费和网络文化场域，线上交流中的患者对医生沟通态度的关注和重视更为明显，直接或间接地影响着患者对线上医患交流的满意度。对大多数患者而言，医生的医疗能力和诊治水平始终是首要考虑的因素，毕竟治愈疾病是看诊的首要目的。但除此之外，医生的态度也被许多患者视为一个重要的评价因素。对于某些患者来说，尽管医疗技能重要，但医生的良好态度可以成为提升看诊体验的关键。另一些患者则进一步认为，医生的态度甚至可以决定其对看诊的整体满意度。即便医生是顶级专家，其冷漠或不耐烦的态度也可能导致患者的不满和失望。

而在一些信奉科学主义的医生眼中，嘘寒问暖或表达祝福对他们来说是消耗时间的表现，这些工作应该由护士或患者的其他亲友完成，医生的任务是花时间对疾病进行诊断，提出合理的诊疗建议，这才是对其专业性的尊重和体现。但事实上，这些医生也深切感受到，尽管线上问诊受限于诸多因素达不到线下问诊的效果，但良好的医生态度能发挥一定作用，安抚患者的情绪，给予患者心理安慰，也有助于提高患者的依从性。医生的抚慰有时候还具有远超心理安慰的效能，也能直接带来治疗效果的提升。对于一些患者而言，若医生多看两眼，嘘寒问暖一下，他们就会感受到医生的重视，用药的依从性也会有所提高。尤其是在简单的常见病处理中，由于医生在解决这些小恙上的医术区别并不明显，因而其态度变得格外重要。

适应线上医患交流的医生深知，除了专业的医疗建议，患者还重视医生的服务态度。他们认识到，优质的服务态度对于提升患者的就诊体验至关重要。随着时代的进步，患者不仅关心治疗效果，还关心就诊的整体体验。即使疾病得到有效治疗，如果就诊过程中受到不良的待遇，患者的整体满意度也可能大打折扣。对线上医患对话过程的研究显示，医生会使用"请"这类的礼貌标记（politeness marker）以及"不用担心"之类的"关心标记"（concern marker）降低对患者的潜在威胁，释放和善的信号，减少患者的不适感（Mao and Zhao，2020）。这些表现呈现医患群体在交流态度重要性上逐步达成共识。互联网医疗实践一直较为注重受众意识，营造医患和谐的氛围。这些实践将有助于"医学人文模式"的广泛推广，倒逼线下问诊，实现医疗问诊服务的全面升级和医疗生态系统的优化。

线上医患交流的深度和广度，涉及的不仅仅是简单的信息传递，更多地包括医生、患者和技术三者间的综合互动与协同作用。在数字化的环境中，医生扮演的角色正在发生微妙的转变。他们不仅需要适应不能面对面的患者，而且在态度和沟通技巧上面临前所未有的挑战。而患者逐渐从被动的角色转变为主动、知情的参与者，希望在医患交流中获得更多的话语权。值得注意的是，他们也逐渐将日常的数字技术使用习惯带入线上医疗咨询，这无疑为医患交流带来新的动态和可能性。互联网技术作为这一交流的载体，既提供了工具性上的便利，也带来了新的认知和行为模式。深入了解医患双方在这个特定环境中的需求、期待和挑战，深挖医患双方的认知差异和背后的变化动因，不仅是促进双方交流与提高共情能力的关键，也可为线上医疗服务的持续进步与优化提供有益的指引。

第三章　线上医患交流中的参与者、患者期待与医患信任

近年来，线上医患交流逐渐兴起，成为医疗健康领域不可或缺的一环；同时，它也呈现多样化、差异化的特点。基于性别、年龄、地域等因素，不同的人群在采纳和使用线上医疗服务时存在明显的差异。不同的疾病种类和病程也在一定程度上决定了人们对线上医疗服务的需求和选择。本章将通过深入分析性别和慢性病等不同维度的线上医患交流，观察这种交流方式的微观发展趋势。呈现和掌握这些趋势有助于深入理解线上医患交流的动态，也可以为医患交流的进一步发展指明方向。

第一节　线上医患交流中的参与者

一　线上医患交流的参与者特征画像

线上医患交流是一种具有全球趋势的医疗信息提供或服务获取行为。在美国，61%的成年人生病后会首先选择通过互联网查询相关信息；在中国，越来越多的患者习惯通过百度贴吧、

好大夫患友会等互联网通信平台交流就医体验、寻求社会支持（郑秋莹、孔军辉，2013）。CNNIC 发布的第 51 次《中国互联网络发展状况统计报告》显示，截至 2022 年 12 月，中国互联网医疗用户规模达 3.63 亿，较 2021 年 12 月增长 6466 万，占网民整体的 34.0%。可见，在线医疗服务已成为民众寻医问药的重要渠道。不同特征（如性别、年龄、受教育水平、个体性格、社会经济地位、健康素养等）的用户对线上医患交流的接受度与态度呈现多方面的差异。这些差异的存在使用户在实际应用中表现出不同的偏好，也为线上医患交流平台提供了更为清晰的用户画像，以更好地满足用户的使用需求。

（一）线上医患交流的年轻化、高学历用户人群

整体而言，线上医患交流的核心用户呈现年轻特质。研究普遍发现，线上医患交流用户以中青年为主，其中，20~39 岁的用户占比较高，接近 60%（戚森杰、韩优莉，2019）。这一年龄段的人群工作与家庭相对稳定，上有老、下有小的生活状况使他们的线上医患交流使用需求更高（刘莉娜、李立威，2019）。相较而言，老年人对线上医患交流的接受度则明显偏低。尽管老年人是问诊需求的主要群体，但他们的数字技能较低，主要依靠中青年群体的"数字反哺"，接触线上医疗服务的次数有限。在 60 岁以上的患者中，70.8% 在体验线上问诊服务时由亲友代问（王萱、黄涛，2021）。线上医患交流用户主体与患病主体呈现严重不匹配的情况，这既与老年人的新技术接受和使用程度有关（姚建森等，2022），也与目前线上医患交流平台界面不便于老年人使用等相关（郑秋莹、

孔军辉，2013）。

不同社会经济水平的患者在使用线上医患交流平台上也呈现一定的差异。国外一些学者指出，线上医患交流平台使用情况与用户家庭收入密切相关，在社会经济方面处于不利地位的患者或自我报告健康状况较差的患者对线上医患交流的兴趣不高（Denberg et al.，2007；Wakefield et al.，2012）。一项针对日本 200 个地区 1200 名居民的入户调查也显示，收入水平较低的人与受教育水平较低的人对在线医疗的使用较少（Takahashi et al.，2011）。这种差异不仅存在于国外，艾瑞咨询（2022）对中国线上医患交流用户群体的调查也得出类似的结论：2022 年，中国的线上医患交流用户以文化水平较高、收入稳定的中青年为主，其中本科学历用户占比达 62.7%，49.5% 的用户为企业一般管理人员及普通员工。出现这种现象的主要原因是收入稳定群体的生活节奏比较紧张，相对便捷和节省时间成本的在线医疗更容易受到他们的青睐（Polin-ski et al.，2016）。

（二）线上医患交流用户的性格特征与健康素养

亦有一些研究关注用户性格特征与线上医患交流意愿之间的关系，不过目前已有的研究并未对此达成一致。一些研究认为，外向型人格比内向型人格更倾向于使用线上医患交流服务（Elaskary，2021），如通过对巴西用户可塑性（一种表明开放和外向的人格元特征）与线上医患交流服务使用意愿之间的关系进行探究，发现用户的可塑性与其使用线上医患交流服务意愿存在正相关，即更外向的人对线上医患交流的态度更加积极，而内向的人往往不愿尝试新事物，从而具有较低的线上医患交流服务使用意愿（Ramírez-Rivas et al.，2020）。研究表明，高神经质水平的个体往往伴随较高的抑郁与焦虑程度，这一特征使他们在面对技术引发的新兴或潜在压力时显得较为无力，进而影响他们对技术实用性的认知，降低他们对线上医患互动的接受度（Gessl et al.，2019）。然而，另一部分研究提出，趋于内向或具有较高神经质水平的个体在传统线下环境中可能难以释放自我，而线上环境为其提供了一个更加便捷的表达渠道，并且在虚拟空间中他们更易获得社会支持（Amichai-Hamburger et al.，2002；Klein and Cook，2010）。

此外，具有一定健康素养的人是线上医患交流用户群中较为活跃的一部分。健康素养是指个人获取、处理和理解基本健康信息与服务，从而做出适当健康决策的能力。健康素养越高，接收和处理健康信息的能力越强（肖璨、陶茂萱，2008；Jin et al.，2021）。低健康素养的用户对疾病风险的评估往往不太准确，这种对自身健康状况的认知不足也影响着他们的线上医患交流服务使用意愿（Van Der Heide et al.，2013）。即使他们进行了线上医患交流，也往往表现出对医生诊疗建议较低的健康依从性（Netemeyer et al.，2020）。根据精细加工可能性模型（Elaboration Likelihood Model），当用户的健康素养相对较高时，他们倾向于独立评估和判断健康信息的有效性，对健康信息的理解能力也相应提升。此外，他们在评估信息时，并不过分依赖医生的专业资质等外部信息特征。这样的处理方式提升了他们在做出自我信息评估时对线上医患交流的感知有用性（查先进等，

2015；莫敏等，2022）。而较高的感知有用性能够提升用户对线上医患交流的满意度，也能够提高用户的使用意愿与持续使用意愿（赵美荻，2020）。

二 线上医患交流的女性参与趋势

大量研究表明，女性用户比男性用户更倾向于进行线上医患交流。Edwards 等人（2017）对英格兰西南部的 396828 名患者用户进行了为期 15 个月的观察研究，并对八项实践的患者记录进行了抽样，发现女性比男性更有可能使用在线咨询。美国互联网医疗巨头 Teladoc 2021 年第一季度的数据显示，女性问诊量占其总问诊量的 64%，而男性问诊量占比为 36%。其中，25～44 岁这一年龄段的女性使用互联网医疗最为频繁，45～64 岁的女性则最常使用在线问诊服务进行慢性病管理（Pifer，2021）。从国内的报告数据来看，艾瑞咨询（2022）发布的《2022 年中国在线医疗健康服务消费白皮书》显示，接受在线医疗健康服务的男女比约为 4∶6，其中，25～35 岁的人数占比达到 48.6%，已婚且育有子女的人数占比达到 78.2%。王萱和黄涛（2021）通过对丁香医生线上问诊数据进行收集统计，发现女性用户占比超过 60%，与线下问诊人群相比，线上问诊女性用户在几乎所有年龄阶段都多于男性用户。由此可见，无论是国内还是国外，在线问诊的女性用户均占有较高的比例，尤其是年轻女性，她们对在线问诊这一看病诊疗新方式的接受与使用呈现更高的水平。

（一）多重社会角色下的女性问诊群体

女性对线上医患交流的参与度较高是由多种原因决定的。相较于男性，女性对自身健康的关注与管理更为积极（王萱、黄涛，2021）。在线上医患交流平台中，有关女性的健康服务种类也较多，尤其是与孕前和孕后护理、月经问题和更年期相关的服务等。女性更偏好通过线上医患平台，了解自己的健康状况。女性对疾病疼痛的感受力更强，因此在疾病面前，女性会更为脆弱和敏感。她们更可能在自己的身体出现轻微症状时，便向外界寻求帮助。而且，相对于男性认为在线寻求帮助是弱小的表现，害怕在群体内部被污名化，从而对在线咨询更加排斥（Rochlen et al.，2004），女性对在线问诊的心理障碍较少，她们会更为频繁地通过在线问诊的方式获得对疾病的理解和掌控。此外，由于线上医患交流提供了一个私密、非面对面的环境，女性更容易寻求某些特定的服务。对于有些疾病，尤其是涉及女性心理健康和生理健康的问题，在社会上可能存在某种程度的偏见或污名。通过线上医患交流的方式讨论生殖健康、家暴或心理健康，对于那些担心被他人评判的女性来说有时更容易。

而从社会结构和传统文化层面来看，线上医患交流呈现的"女性偏向"，与女性在家庭中通常担任的"健康把关人"（health gatekeeper）角色密切相关。Mold 等人（2019）对多个国家的 57 项研究进行了综述，发现女性是在线咨询主力用户，这有可能是因为女性在生活中更多地承担了儿童和年长亲属护理或治疗方面的责任（Adamson and Bachman，2010）。在中国的传统文化中，女性常被期望扮演家庭照顾者的角色，负责家中成员的健康和福祉。这一角色不限于照顾孩子，还包括照料年老的亲人、配偶或家中有特殊需求的成员。胡斯（2011）指出，女性的这一社会职责在传统观念中得到强调，其中涉及的各种照顾和护理活动被视为与女性天然相符的任务。女性具备的细心、体贴等性格特征，也使她们常常成为家庭成员生病时的"陪护人员"（caregivers）。尽管随着人口结构和社会规范的变化，男性也开始逐步承担家庭照料（family-caregiving）责任（Baker and Robertson，2008），但无论是在国内还是国外，女性在家庭照料中都扮演着主要角色，女性负责监护家人的健康状态似乎是其"相夫教子"角色的延伸。也有大量研究表明，与男性相比，女性在照顾年长一代方面投入了更多的时间（Chappell et al.，2014；Scerri，2014）。

在互联网医疗的背景下，女性的健康"守门人"职责被进一步放大。已婚女性特别是那些已成为母亲的女性，不仅关注自己的健康状况，还时常为家中其他成员提供健康咨询。好大夫在线2021年的问诊数据也显示，在线问诊中的"90后"和"80后"女性群体更倾向于使用互联网平台为自己的孩子看病（好心情互联网医院，2002）。女性往往被认为更善于沟通，更富有耐心与同理心，也更能体恤和理解其他亲属的疾病痛苦。女性身上这些较为突出的特征，使其在与医护人员的沟通中，能做到细致地陈述病史、表达诉求。女性经常作为家庭的代表，负责与医生进行线上交流，咨询关于疾病预防、治疗方法和其他保健的问题。而对于成年女性来说，线上医患交流为她们提供了一个方便、高效的途径，让她们能够轻松地完成这一责任。

相比于线下就医的费时费力，在线问诊具备的时空便利性能够在一定程度上让职业女性更好地平衡工作与照料家庭的责任。她们通过线上问诊，实现对家庭成员中慢性病患者的管理、对日常生活中子女非紧急性就医需求的满足等。因此，从某种程度上说，线上医患交流中的女性患者较多，是中国传统文化中对"母职"和"妻职"社会期望的映射，线上医患交流是女性在角色平衡中寻找到的技术实现方式。

（二）平衡"专业性"和"亲和力"的女性医生群体

在线上医患交流中，除了女性患者用户，提供医疗服务的女性医生亦占相对较高的比例。美国互联网医疗平台 Doximity 于 2020 年 7 月发布的数据显示，在 2019 年突发公共卫生事件期间使用在线问诊服务的医生群体中，女性占比（24%）远远高于男性（Doximity，2020）。许多女性医疗提供者青睐线上医患交流的方式，因为它具有较强的灵活性，使她们能够更好地平衡专业和个人的责任。线上医患交流的可及性在一定程度上赋能了女性医生，为她们的专业生涯带来了更多的可能性。

在线上医患交流的背景下，女性医生的优势得到凸显。在线上问诊环境中，患者对医生的服务态度期望更高；同时，医生需要深入关注患者的体验。在这种语境中，女性医生的耐心和对细节的关注为在线交流的患者提供了更好的体验。一项基于 29 篇论文的元分析发现，相较于男性医生，女性医生在就诊中更多地呈现医患合作的姿态，更愿意进行可能与疾病无关的社会心理问题提问，并展开以情感为中心的谈话（Roter et al.，2002）。尽管男性医生与女性医生在社交对话的数量、质量或方式上没有明显的差异，但女性医生的就诊时间平均比男性医生多2分钟（Roter，2000）。女性医生的这些问诊习惯更符合以患者为中心的诊疗方式，也更能在线上医患交流中获得患者的认可与信赖。

研究发现，在美国，住院患者在由女性医生而非男性医生治疗时，其在30天内死亡或再次入院的概率往往较低（Harris，2024；Tsugawa et al.，2017）。女性医生的患者之所以能得到更好的治疗，其中的原因之一是女性医生拥有更多的沟通技巧，能尽量减少使用医学术语。在缺乏"望闻问切"的线上问诊渠道中，女性医生突出的共情性与亲和力能够最大限度地发挥"问"的优势。根据刻板印象内容理论（stereotype content theory），亲和力（warmth）和能力（competence）是评价个体特质的两个关键维度。对于医生这一职业角色，除了医学专业技能，他们的亲和力与沟通能力也日益受到重视。在线上医患交流环境中，女性医生因具有良好的表达与沟通技巧，往往获得更高的评价和认可，她们在线上与患者交流时更容易捕捉到患者的情感需求，提供更为人性化的关怀和咨询。

此外，女性医生在线上医患交流背景下的优势表现在诸多方面。首先，在涉及敏感或私密问题时，女性医生往往能更细致地聆听患者的讲述，有助于在线上更准确地理解患者的疾病状态和需求，从而与患者建立信任感。女性医生在处理敏感问题时，往往展现出高度的同情心和理解力，会为患者提供更为舒适的咨询环境。其次，她们在处理问题时，会提供更为详细和完整的解释，使患者在线上也能够获得充分的信息和理解。女性医生还在面对疑虑重重或焦虑的患者时，表现出更多的耐心，愿意花费更多的时间帮助患者解决问题和缓解焦虑。在一些特定的医学领域，如妇科和儿科，女性医生可能更容易理解和处理女性和儿童的特定需求与问题。对于一些特定的女性健康问题，如产后抑郁、更年期相关问题等，女性医生可能有更为深入的了解和更丰富的经验。线上医患交流为女性医生提供了更好的职业发展机会，不仅可以使她们更加灵活地展现自己的专业技能和细致入微的关怀，还能够发挥她们的沟通优势和在某些科室的特长，使患者受到更多的认可和尊重。

（三）成为女性心理健康出口的线上医患交流

线上医患交流对女性心理健康领域起到一定的促进作用。女性对心理健康服务的需求比男性更为旺盛，因为女性更易受到焦虑和抑郁等心理问题的困扰。而且，女性在寻求心理帮助时，不会像男性那样受到基于性别的偏见，她们对心理问题的病耻感也更低，因此有更丰富的心理健康服务需求。根据好心情这一在线医疗平台的统计，2021 年，其女性用户远多于男性，占比达到 69%（好心情互联网医院，2022）。Trilliant Health 2022 年的报告表明，使用在线医疗平台的女性最常见的诉求与压力和焦虑相关。此外，兰德公司的研究也指出，新冠疫情期间，心理健康领域的在线问诊需求比生理健康领域的在线问诊需求更为频繁（Fischer et al.，2021）。

线上医患交流为女性心理健康维护带来了时空上的巨大便利。在现代社会，女性常常身兼数职，如家庭的支柱、事业的拼搏者等，这使她们时常身处时间紧迫之中。线上咨询为她们提供了一个在孩子午睡或工作休息时寻求帮助的渠道，可以使她们摆脱传统工作时间的约束。此外，在需要情感支持的时刻，传统方式下可能需要长时间的等待，以找到合适的心理医生，但在线环境为女性提供了快速而方便的渠道，她们可以迅速筛选并接洽自己认为合适的专家。再有，尽管女性敢于寻求心理帮助，但传统的面对面咨询场所可能会给她们带来某种程度的不适感。相比之下，在线咨询允许她们在自己的舒适区（无论是家中还是其他私密场所）进行咨询，这有助于她们放下防备，开展放松的交流。

当然，不能忽视的是，心理健康咨询对医患双方信任的建立要求更高，除了患者需要花费较长时间诉说个人经历，医生也需要花时间进行一定的情感联结。相比于线下的面对面交流，线上交流缺少直观的眼神交流，但这也有可能为患者提供一个无压力的环境，让他们更容易敞开心扉。

整体而言，在线问诊的交互形式似乎更符合女性群体（无论是患者还是医疗从业者）的期望和需求，这种匹配为其带来显而易见的优势和价值，并为其带来一定的性别红利。常规性别视角下的线上医患交流研究关注性别在医疗健康领域的多个方面，包括性别差异对疾病表现和药物反应的影响、性别对医患互动和信任感的影响、患者的在线医生性别偏好以及在线医疗平台的性别平等问题。此外，性别教育、性别多样性和性别角色在医疗决策中的作用也是研究的关键方向。在线上医患交流中，女性患者的大量参与、女性医生的沟通能力与建立信任的独特技巧，以及女性的心理优势，都成为这一领域新兴的研究亮点。这些在线上医患互动中的性别特质，也无疑为研究者提供了丰富的探讨空间。

三 线上医患交流的慢性病诊疗趋势

随着经济社会的发展，人口老龄化速度不断加快，人们的饮食习惯、生活方式等逐渐改变，流行病学模式完成了从传染性疾病向慢性非传染性疾病的转变（王荣英等，2016）。如今，慢性病成为全球首要的公共卫生问题（孔灵芝，2002）。有研究指出，目前中国的慢性病总体呈现"三高三低"的特点："三高"即发病率高、病死率高、致残率高；"三低"即知晓率低、治疗率低、控制率低（翁根龙、沈宇，2012）。在医疗卫生健康需求不断增长与医疗资源不足的矛盾之下，以个体/群体健康为中心的慢性病管理模式不断出现（王荣英等，2016），而在线问诊成为慢性病干预的重要手段之一（Guo et al.，2016）。

（一）线上医患交流对慢性病管理多重困境的回应

随着数字健康管理的不断发展与应用扩展，以在线问诊为主的慢性病干预方式为慢性病管理提供了新的思路。慢性病管理是指"组织慢性病专业医生及护理人员，为慢性病患者提供全面、连续、主动的管理，以达到促进健康、延缓慢性病进程、减少并发症、降低伤残率、延长寿命、提高生活质量并降低医药费用的一种科学管理模式"（梁长秀，2011）。慢性病对疾病管理的全面性、连续性（伴随性）、经济性提出较高的要求，而这些要求在医疗资源紧张的现状下难以较好地得到满足。互联网医疗的发展加强了对医疗资源的整合，数字技术的参与使在线问诊呈现更高的伴随性、经济性，利用互联网医疗进行慢性病自我管理成为新时代缓解医疗资源紧张、提升慢性病患者医治效果的重要手段（王思齐等，2022）。具体而言，在线问诊对于慢性病管理的多重困境均有所回应。

一是对慢性病的长期管理需要与较为脆弱的医疗系统管理能力之间矛盾的应对。目前，中国不同地区之间的医疗资源配置不均，优质资源集中在大城市、大医院（吴江、周露莎，2017a）；基层全科医生就诊能力有限，即使患者接受综合性三甲医院医生的诊治，回到社区后的慢性病管理也难以得到保证（王荣英等，2016）。然而，慢性病是需要长期接受专业管理和自我管理的疾病（王克芳、吴臣，2021），患者离开医院后的疾病管理工作也正是慢性病治疗与管理的重点和难点。在线问诊平台依托互联网平台将医疗资源进行整合，患者不仅可以通过在线平台及时更新电子健康档案，也能够及时与医生沟通病情、咨询慢性病管理建议、调整服药或健康管理进程。这种在线沟通可以在一定程度上弥补患者离开医院后医生专业管理的空缺，也有利于慢性病患者诊后在医生指导下进行自我管理。

二是对慢性病的复杂性与医生专业知识面较窄之间矛盾的应对。近年来，慢性病共病问题受到广泛关注（耿叶等，2023），常见的慢性病共病有高血压+高胆固醇、高血压+高胆固醇+关节炎等（Newman et al.，2019；Islam et al.，2014）。这些共病组合的复杂性给慢性病患者的线下就诊带来较大困难：基层全科医生诊疗能力有限，诊疗能力较强的综合性三甲医院则存在专业划分过细、医生全科诊疗能力较差的问题。这种矛盾也造成了慢性病患者就诊时间、费用与医疗资源的浪费（王荣英等，2016）。在线问诊平台将各科室各专业的医生进行汇集整合，患者的疾病咨询选择更加丰富、自由度更高。这也意味着，在线问诊平台的介入为患者免去了一定的线下问诊挂号与在不同科室间奔波的麻烦。也就是说，网络的链接节省了共病患者就医问诊的时间成本与经济成本，可以为患者提供"一站式服务"。另外，全科医生与细化专业医生之间的选择自由度更高，这也意味着患者可以根据自身情况选择最为合适的医生进行咨询，从而实现医疗资源的优化配置（王富民，2019）。

三是对轻预防、重治疗的管理方式造成的慢性病高医疗费用投入与低知晓率、低控制率矛盾的应对。郭昫澄等（2022）分析了中国欠发达地区农村"三高"慢性病患者的贫困风险，发现欠发达地区"三高"慢性病患者因病致贫、返贫风险仍然较高，这与慢性病治疗和管理的"长战线"有关；另外，健康素养较低也成为患者陷入贫困的原因之一。一方面，欠发达地区患者尤其受到路程困扰，在线问诊平台可以在极大程度上改善医疗资源地区间分配不均衡的现状（Goh et al.，2016），路程成本的降低对欠发达地区患者而言是一笔重要的开支节省；另一方面，在线问诊平台对健康信息、健康教育的发布和传播为患者提供了自助式学习渠道，不仅有利于提升患者的健康素养，也有利于节省医疗资源和患者的就医成本，提升患者自我管理的能力。

总的来说，慢性病对线上模式具有较强的适应性（王萱、黄涛，2021），这种适应性让在线问诊在提升慢性病专业管理能力与患者自我管理能力方面发挥着重要作用，在线问诊已成为慢性病管理的重要手段。

如上所述，慢性病管理工作"战线"长、方案复杂且对连续性要求高，因此，患者在慢性病管理期间的依从性问题成为慢性病管理工作的重中之重。患者依从性是指患者行为与医疗专家提供的医疗或健康建议相吻合的程度，主要表现在两个方面：一是患者遵循医生的建议保持健康的生活方式；二是患者的药物依从性（Audrain-Pontevia et al.，2019；Lu et al.，2018）。然而，有关依从性的研究发现，对于具有治疗周期长、治疗方案复杂等特点的疾病，其患者依从性偏低（Conrad，1985）。长期的健康管理与监控、并发症风险、持续用药与复诊问题，对慢性病患者的治疗与管理来说均是较大的挑战，加之慢性病的治疗场景多为日常生活场景，患者对医嘱的依从性难以得到保证（王思齐等，2022）。也有相关研究显示，慢性病患者的服药依从率甚至不足50%（Brown and Bussell，2011），可见慢性病患者依从性问题在实践中尤为突出。

随着在线医疗服务的不断深化与拓展，慢性病管理成为在线医疗中重要的服务模块，利用在线医疗提升慢性病患者的依从性也成为学者重点关注的话题之一。有研究发现，慢性病管理的长期性在一定程度上决定了患者对慢性病健康信息的高需求以及与医生交流的高需求。当患者与在线医疗社区（Online Health Communities，OHCs）的医生互动时，他们对互联网健康信息的质量有更好的评估，从而加强与医生之间的一致性，提升自身的依从性（Lu and Zhang，2019）。在线问诊平台的搭建促进了医患交流，与患者线下就诊相比，在线问诊的及时性与更强的交互性使患者得以更详细地获取自身需要的健康信息（Riva et al.，2014）。这种医患之间的良性沟通对慢性病患者的依从性有积极影响（Liu et al.，2020）。另外，在线问诊平台的易用性、医生专业性、信息内容服务质量与信息表达质量同样影响着患者的感知有用性与信息采纳意愿，从而影响着患者的依从性（莫敏等，2022）。

在线问诊能够为患者提供更加丰富的信息支持与更为便捷的工具支持，也能够为患者提供更好的情感支持。有研究指出，患者在线问诊时表现的情绪以消极情绪为主，在线互动则能够缓解这种消极情绪，为患者提供更好的情感支持（章浩明、赵樱，2022；Yan and Tan，2014），而情感支持在心理层面对提升患者的依从性有积极作用（Johnston et al.，2013）。王思齐等（2022）从社会支持理论视角，探索了社会支持对慢性病患者满意度与依从性的影响，发现在线问诊中医生提供的情感支持能够提高患者的满意度，医生也能够通过提高慢性病患者的满意度提升患者的依从性。总的来说，在线问诊中"患者—医生伙伴关系"的构建能够为患者提供更好的社会支持（包括工具支持、信息支持、情感支持），有利于促进患者—医生的协作护理和患者的自我管理（Liu et al.，2020），提高慢性病患者的依从性。

（三）线上医患交流对家庭场景下慢性病管理的补充

慢性病是需要长期接受专业管理和自我管理的疾病（王克芳、吴臣，2021）。有研究指出，环境因素对慢性病患者的依从性有明显的影响（Barr et al.，2003）。对于慢性病患者而言，接受专业治疗后，在家庭场景下的慢性病自我管理也尤为重要。家庭是照护慢性病患者的核心（刘畅、韦华，2022），社区与家庭如果难以承担对患者的慢性病管理任务（尤其是对儿童与老年人等难以实现自我管理的慢性病患者的管理），则会在很大程度上不利于慢性病患者的治疗与恢复。

在线问诊推动了"互联网+医养结合"慢性病健康管理的进一步推广与应用。在这一模式下，医院、社区、家庭之间的联系加强，患者的自我管理能力得到一定程度的提升；对于无法实现自我管理的患者而言，在线问诊的应用能让患者家属在家庭场景中发挥更好的慢性病护理作用（朱海玲，2022）。相关调查研究显示，随着老龄化程度的加剧，老年慢性病发病率显著提高，老年人罹患多种慢性病的比例高达 50%～91%（Wu et al.，2013；潘舒雯等，2022）。然而，老年人对互联网技术的接受度不高，数字代沟的存在也让老年人对在线问诊平台的使用极为有限（周裕琼，2014；朱海玲，2022）。例如，王萱和黄涛（2021）通过分析在线问诊患者特征和代问现象发现，在线问诊用户主体与患病主体严重不匹配，60 岁及以上患者仅占在线问诊患者的 8.9%。面对老年慢性病群体对在线问诊的高需求与低使用意愿（杨小玲、袁丽，2015），患者子女及其他家属的代问模式可以在一定程度上缓解中老年人对在线问诊的使用障碍困境。家庭成员的代问有助于在线实时了解患者病情，帮助医生为患者提供更好的咨询服务，更好地实现家庭场景下的慢性病患者管理（王萱、黄涛，2021）。与此同时，在线问诊加强了家庭成员与医护人员的联系，这也有利于提高患者家属对疾病的认识。健康知识的传递与接受也有利于提升慢性病患者及其家庭成员的健康素养，从而提升家庭场景下的慢性病管理能力。

总之，在线问诊的应用在很大程度上打破了对医院专业管理的严重依赖，补充了家庭场景下的慢性病患者管理模块。医院与家庭的联动为慢性病患者提供了更为有力的治疗管理手段，可以更好地为患者提供诊断、治疗与护理服务。同时，家属对自我管理能力较差的慢性病患者的护理工作繁重，在线问诊的使用可以减轻患者家属的家庭护理压力、经济压力与心理负担，可以对家庭关系的维护起到一定的作用，也能更好地发挥家庭对患者治疗的情绪支持作用（刘畅、韦华，2022）。

第二节 线上医患交流中的患者期待[①]

一 线上医患交流中的患者期待与期待不一致

在当今的医疗环境中，患者的期待会对线上医患交流的满意度和效果产生至关重要的影响。随着互联网医疗服务的普及，一些消费者行为理论在患者满意度和健康行为研究中得到广泛应用。期待理论（Expectation Theory）与期待不一致理论（Expectation Disconfirmation Theory，EDT）作为消费者行为研究中的重要理论，受到许多学者的关注。期待不一致理论强调顾客的认知过程对满意度的影响，具体表现为顾客对产品或服务质量的期待与实际感知之间的差异。换句话说，顾客通过比较

---

① 本节内容部分数据在笔者指导的研究生王一帆同学的硕士毕业论文中亦有所体现，特此感谢其基础性贡献。

消费后的实际体验与消费前的期待，评估对某一产品或服务的满意程度。而这种差异通常以正向或负向不一致的形式，直接影响顾客的满意度。

在线上医患交流中，患者的期待与传统线下就医情境有所不同。患者的期待是多维度的，涵盖对医生专业水平、交流效率、服务个性化等各个方面的期待。这些多维度的期待共同影响了患者对线上医患交流的整体满意度。特别是在当前的医疗环境下，线上医患交流已经成为患者接触医疗服务的一种重要方式，它促进了"以患者为中心"服务理念的进一步发展。患者不再仅仅关注医生的医疗能力，还逐渐将沟通效率和个性化服务作为重要的评价标准。线上医患交流改变了传统就医模式，形成了新的交往方式与效果认知。本节将通过实证研究，探讨线上医患交流中患者期待与实际体验之间的不一致性，以及这种不一致性如何影响患者的满意度和依从性，并进一步分析其背后的主要影响因素。

在医疗服务领域，患者期待通常被视为一个综合性的概念，它涵盖患者在知情权、参与决策、诊断治疗和服务管理等多个关键环节所表现的需求与意愿。患者的期待不仅反映了他们在就诊前对医患沟通和医疗服务的预期，也代表了他们对服务过程和医疗提供者的需求倾向。这种期待在线下问诊时往往建立在患者过去的医疗体验和认知基础之上，同时受患者社交网络的影响，如他们通过与家人、朋友或医护人员的沟通所获取的信息。

而在线上医患交流场景中，患者接受的医疗服务集中于医患沟通过程本身，因此，医生的沟通方式在患者期待的形成以及患者对服务体验的评估中起到至关重要的作用。与线下情境相比，线上医患交流中的患者期待表现出一些特点。首先，由于在线问诊具备快速响应和便捷接入的优势，患者往往期待更迅速地获得解答和解决方案。其次，患者对技术平台的信任度直接影响其期待程度。如果他们认为在线问诊平台在安全性、隐私保护和技术稳定性方面表现出色，他们的期待则会相应提升。此外，由于在线交流缺乏面对面的非语言信息，患者在线上情境中尤为关注医生的语言表达和回应态度。

相比传统线下医疗咨询模式，线上医患交流平台通过建立完善的患者反馈机制，促进了医患之间的双向互动和平等交流。这种模式不仅进一步强化了"以患者为中心的沟通"（Patient-centered Communication，PCC）模式，还赋予患者更多的主动权。患者可以通过评价、赠送礼物、投诉或退款等方式，直接对医生的服务质量进行反馈，进而影响医生的行为表现。为了获得积极的用户反馈，医生可能在交流中表现出更加主动和积极的情感态度，注重信息交换与人文关怀，尝试落实"以患者为中心"的原则。

患者对线上医生践行 PCC 模式的期待可从以下五个核心维度考察，包括建立关系、获取信息、提供信息、共享决策以及确保成效。具体而言，建立关系是指医生通过友好互动，与患者构建信任和合作的伙伴关系；获取信息侧重于医生通过引导和倾听，全面了解患者的需求、症状和背景信息；提供信息指医生向患者传递准确、清晰且易于理解的医疗建议；共享决策关注医生在治疗方案制定过程中与患者协商，尊重患者的意愿；确保成效则要求医生在问诊结束时帮助患者明确诊断结果和后续行动，从而增强患者对沟通效果的信心。

为探讨患者对线上医生践行 PCC 模式的具体期待，本节对507 名在过去一年内使用过线上医患交流平台的用户进行了网络问卷调查，问卷中的量表参考了一些成形的量表；在奥兹等人提出的"患者感知以患者为中心量表"（Patient-perceived Patient-centeredness Scale，PPPCS）（Stewart et al.，2000）的基础上，结合斯特里特等（Street Jr et al.，2007）、侯和沈（Hou and Shim，2010）以及向军和 Stanley（Xiang and Stanley，2017）开发的简化版以患者为中心沟通量表，针对线上医患交流的特点进行了本土化调整。在改编过程中，量表融入了中国线上医疗场景下的实际沟通特点，同时结合了患者在问诊前的期待和对医生沟通表现的具体预期。最终，量表采用李克特五级评分体系，从"1"表示"完全不期待"到"5"表示"非常期待"。

问卷调查结果显示，患者对线上医生践行 PCC 模式有高度期待。数据表明，在五个维度中，患者对医生提供医疗信息的期待最高（M = 4.22，SD = 0.84），显示出在线问诊中患者对获取详细、准确健康信息的强烈需求。其次，患者对确保沟通成效的期待同样显著（M = 4.17，SD = 0.85），反映出患者希望医生在诊断后通过总结诊疗内容和讨论后续计划，降低患者对治疗结果的不确定性并增强患者的理解和记忆。此外，患者对医患共享决策的期待也较高（M = 4.11，SD = 0.88），他们期望医生在检查和治疗方案制定中尊重并回应患者的个人偏好，与患者协商达成共识。相较之下，患者对建立伙伴关系（M = 4.02，SD = 0.88）和获取患者信息（M = 4.00，SD = 0.88）的期待略低，但仍处于较高水平。患者希望医生展现积极倾听和友好关怀的态度，同时给予患者充分机会表达自己的疑虑和需求。这不仅有助于医生更全面地掌握患者的健康状况，还能帮助患者更好地参与医患互动，表达自己对疾病的担忧和对治疗的期待。

总体来看，患者对线上医患交流中医生践行"以患者为中心"沟通方式的整体期待较高（M = 4.10，SD = 0.78）（见表3-1）。这表明，线上医患交流已逐渐发展为一种强调双向互动和个性化沟通的服务模式，"以患者为中心"的沟通理念在这一场景下具有重要的适用性与发展潜力。

表3-1　线上患者期待量表各维度平均值与标准差（N = 507）

患者期待维度	$\bar{x}±s$	具体条目	$\bar{x}±s$
建立伙伴关系	4.02±0.88	我期待医生耐心听我诉说病情	4.09±0.91
		我期待医生关心我的情绪与感受	3.94±0.97
获取患者信息	4.00±0.88	我期待医生给我机会询问各类健康问题	4.02±0.96
		我期待医生使我充分表达与病症相关的忧虑	3.97±0.92
提供医疗信息	4.22±0.84	我期待医生详细地向我解释病症及应对措施	4.21±0.88
		我期待医生向我提供清晰易懂的信息	4.22±0.88
医患共享决策	4.11±0.88	我期待医生与我交流讨论检查或治疗方案	4.14±0.92
		我期待医生考虑我对检查或治疗方案的意见与看法	4.07±0.94
确保沟通成效	4.17±0.85	我期待医生确保我了解如何应对病症	4.18±0.91
		我期待医生帮我降低对健康与后续行动的不确定感	4.17±0.88
患者期待均值		4.10±0.78	

此外，线上医患交流与线下医患交流在患者期待上表现出显著差异。下面通过成对样本 T 检验，对不同期待维度进行分析。结果显示，患者对线上医生提供医疗信息的期待（M = 4.22，SD = 0.84）明显高于线下（M = 4.09，SD = 0.81，$p < 0.001$），说明患者更倾向于在线上问诊中获取全面的信息支持。在确保沟通成效维度，患者对线上医生的期待（M = 4.17，SD = 0.85）也高于线下医生（M = 4.08，SD = 0.80，$p < 0.01$），表明患者希望线上医生通过总结和反馈，增强患者对疾病的理解与对后续行动的把握。此外，在医患共享决策方面，线上交流中的患者期待值（M = 4.11，SD = 0.88）同样高于线下（M = 4.03，SD = 0.82，$p < 0.05$），显示出患者希望线上交流体现更多的伙伴式协作关系。

总体而言，患者对线上医患交流的整体期待水平（M = 4.10，SD = 0.78）略高于线下交流（M = 4.05，SD = 0.77，$p > 0.05$）（见表3-2）。这种差异主要体现在三个关键维度，即医生提供医疗信息、确保沟通成效以及医患共享决策。由此可见，患者在线上交流环境中对医生的专业性、回应性和协作性有更高的期待，这也体现了线上医患交流模式在满足患者需求方面的潜在优势。

表3-2　线上与线下医患交流中患者期待各维度的对比分析（N = 507）

患者期待维度	线上医患交流 x̄±s	线下医患交流 x̄±s	Sig.
建立伙伴关系	4.02±0.88	4.04±084	0.452
获取患者信息	4.00±0.88	4.03±0.83	0.358
提供医疗信息	4.22±0.84	4.09±0.81	<0.001***
医患共享决策	4.11±0.88	4.03±0.82	0.022*
确保沟通成效	4.17±0.85	4.08±0.80	0.006**
患者期待均值	4.10±0.78	4.05±0.77	0.098

注：* $p < 0.05$，** $p < 0.01$，*** $p < 0.001$。

数字诊室：传播学视角下的在线问诊

进一步分析发现，在线上医患交流中，不同患者对医生沟通方式的期待存在显著差异。通过独立样本 T 检验和单因素方差分析，对患者的性别、年龄、个人月收入、受教育程度、婚姻状况、子女状况、职业状态、健康状况以及热门科室等因素进行研究后发现，性别是影响患者对医生采取以患者为中心沟通方式期待程度的重要变量之一。结果表明，女性患者在总体期待上显著高于男性（$p<0.01$），并且在医患共享决策（$p<0.01$）和获取患者信息（$p<0.01$）等维度上表现出更高的期待（见表 3-3）。女性患者更倾向于与医生讨论检查和治疗方案，同时更希望医生充分理解并考虑她们的需求、偏好和担忧。

此外，不同科室的患者也表现出期待的差异。儿科（$p<0.05$）和妇产科（$p<0.01$）患者对医生沟通方式的期待显著高于其他科室。妇产科患者群体以女性为主，这种性别构成是导致其期待值整体较高的关键因素。儿科患者的咨询群体则多为父母或其他监护人，他们对孩子健康的高度重视和焦虑感驱动了其对医生良好沟通方式的更强需求。这种现象反映出，不同患者群体对线上医患交流中的医生沟通方式存在有针对性的期待，具体需求往往与患者自身的角色和健康关注点密切相关。

表 3-3　患者期待及其各维度得分的人口学及科室差异分析（N=507）

项目	分组	N	建立伙伴关系	获取患者信息	提供医疗信息	医患共享决策	确保沟通成效	患者期待均值
			$\bar{x}\pm s$	$\bar{x}\pm s$	$\bar{x}\pm s$	$\bar{x}\pm s$	$\bar{x}\pm s$	$\bar{x}\pm s$
性别	男性	210	3.91 ± 0.88	3.87 ± 0.88	4.12 ± 0.87	3.96 ± 0.89	4.09 ± 0.86	3.99 ± 0.79
	女性	297	4.09 ± 0.88	4.09 ± 0.87	4.29 ± 0.81	4.21 ± 0.87	4.24 ± 0.84	4.18 ± 0.77
	p 值		0.026^*	0.006^{**}	0.021^*	0.002^{**}	0.050	0.006^{**}

项目	分组	N	建立伙伴关系	获取患者信息	提供医疗信息	医患共享决策	确保沟通成效	患者期待均值
			$\bar{x} \pm s$	$\bar{x} \pm s$	$\bar{x} \pm s$	$\bar{x} \pm s$	$\bar{x} \pm s$	$\bar{x} \pm s$
受教育程度	高中及以下	69	3.94±1.01	3.93±0.94	4.09±0.89	4.01±0.96	4.02±0.94	4.00±0.86
	大专	112	4.04±0.83	3.99±0.83	4.21±0.83	4.09±0.87	4.18±0.85	4.10±0.76
	大学本科	268	4.01±0.88	4.01±0.89	4.23±0.85	4.13±0.89	4.20±0.84	4.11±0.76
	硕士及以上	58	4.11±0.81	4.03±0.88	4.33±0.79	4.15±0.79	4.22±0.78	4.17±0.72
	P 值		0.735	0.900	0.465	0.801	0.451	0.651

注：* $p<0.05$，** $p<0.01$，*** $p<0.001$。

二 线上医患交流中的实际感知与期待差异

患者对线上医患交流的期待高涨，虽然能够推动医疗服务的创新和改革，但也伴随着一些挑战。根据期待不一致理论，用户在选择服务时，通常会在心理上形成某种预期，而实际体验与这种预期之间的差距，会影响他们对服务质量的评价。在医患沟通的背景下，期待不一致主要表现为患者对医患交流的期待与实际体验之间的差距，这种差距通常源于患者在就诊前对服务的期待。当患者的实际体验超出预期时，会产生正向期待不一致；当患者的实际体验低于预期时，则会产生一定的负向期待不一致。

在当前的医疗环境中，随着患者对线上医患交流期待的不断提升，实际体验中的期待落差时有发生，这种不一致可能会对患者的整体体验产生影响。例如，患者通常希望医生提供清晰且易懂的疾病解释及应对建议，以帮助他们更好地理解病情并提升自我管理的信心。然而，由于医生的时间有限或平台技术的限制，患者可能无法如愿获得足够详细的解答。在建立医患关系的过程中，患者往往希望医生更好地倾听他们的需求，关注他们的情感和心理感受。然而，线上沟通缺少面对面的互动，医生无法通过非语言线索充分了解患者的情绪状态，这可能导致患者在某些情况下感觉到被忽视或难以被完全理解。此外，患者也希望更多地参与医疗决策，提出他们对检查或治疗方案的看法。然而，在传统的医疗模式中，医生往往主导决策，患者的意见可能无法得到充分重视。在线上医患交流中，这种情况仍然存在，导致患者的决策参与感不足，加大了期待不一致的风险。

如何量化呈现期待不一致现象呢？目前学术界对于期待不一致的测量方法主要有两种：差异相减法和主观评估法。在差异相减法中，研究者分别测量消费者接受服务前的期待和实际体验后的感知表现，通过计算这两者之间的差值评估期待不一致的程度。当期待与实际表现之间的差值为正时，说明服务表现超出预期，形成了正向的期待不一致；当差值为0时，表示消费者的实际体验与其期待相符，呈现期待与实际表现一致的状态；而当差值为负时，说明服务表现低于预期，出现了负向的期待不一致。在主观评估法中，研究者直接询问消费者对服务表现的主观评价，评估服务表现在何种程度上超出或低于期待。虽然这种方法能够获得更加贴合消费者实际感知的结果，但由于其过于依赖个人主观判断，可能会忽视一些更为客观的变量，从而无法全面反映期待与实际之间的差距。

为了深入探讨和系统地分析患者在接受线上医患沟通服务时的期待与体验，并结合量化数据，本研究选择采用差异相减法，通过计算患者期待与实际感知之间的代数差异衡量负向期待不一致的程度。具体来说，本研究关注的是当患者实际体验低于其期待时，所产生的负向期待不一致现象。此变量的计算公式如下所示：

患者期待不一致＝患者实际感知医生采取以患者为中心的沟通方式-患者期待医生采取以患者为中心的沟通方式

当患者期待不一致值为正时，表示患者实际感知医生的沟通表现超出其期待，形成正向期待不一致；当患者期待不一致值为 0 时，意味着患者的实际体验与其期待完全一致，处于期待一致的状态；而当患者期待不一致值为负时，说明患者实际感知的医生沟通表现未能达到其期待，形成负向期待不一致，且该变量的绝对值越大，表明负向期待不一致的程度越高。在测量患者对医生沟通方式的实际感知时，所采用的量表与患者的期待测量类似，但在具体表述上有所区别，以便区分患者对医生实际沟通表现的评价和他们的期待。测量采用李克特五点量表，评分范围从"1"表示"完全不同意"到"5"表示"完全同意"。

在对 507 名过去一年内使用过线上医患交流平台的患者进行调查时，笔者发现患者在各个维度上对医生沟通方式的期待与实际感知之间都存在较大的差距。58.6% 的患者表现出负向期待不一致（N＝297），而仅有 17.9% 的患者经历了医生表现超出预期的正向期待不一致（N＝91），同时，23.5% 的患者的期待与实际感知一致（N＝119）。具体而言，患者对确保沟通成效的期待不一致最为显著（M＝0.53，SD＝0.93），说明在这一维度，医生较为薄弱的沟通表现未能有效满足患者较高的期待值。在提供医疗信息维度，尽管患者感知医生的表现明显优于其他维度，但对医疗健康信息的高需求仍未完全得到满足（M = 0.50，SD = 0.87）。在医患共享决策维度，医生的沟通表现相对较弱，导致该维度的期待不一致程度较高（M = 0.52，SD = 0.96）。另外，患者在建立伙伴关系维度的期待较低，但实际感知较高，使这一维度的期待不一致程度较低（M = 0.34，SD = 0.87）（见表3-4）。总体来看，线上医患交流中患者的期待不一致现象较为明显，患者对新技术和医患沟通新形式的期待尚未在现阶段得到充分满足。

表3-4　线上患者期待不一致各维度平均值与标准差（N = 507）

医生采取以患者为中心的沟通方式 量表维度	患者期待 x̄±s	患者实际感知 x̄±s	患者期待不一致 x̄±s
建立伙伴关系	4.02±0.88	3.68±0.81	0.34±0.87
获取患者信息	4.00±0.88	3.62±0.87	0.38±0.91
提供医疗信息	4.22±0.84	3.72±0.80	0.50±0.87
医患共享决策	4.11±0.88	3.59±0.87	0.52±0.96
确保沟通成效	4.17±0.85	3.64±0.85	0.53±0.93
均值	4.10±0.78	3.65±0.77	0.45±0.77

此外，通过比较线上和线下医患交流中患者的实际体验与期待不一致情况，可以明显看出，传统的线下医患交流在患者沟通体验上仍明显优于线上交流。在多个维度上，患者在线上的期待不一致程度显著高于线下。在确保沟通成效维度，线上问诊中患者的期待不一致程度（M = 0.53，SD =

0.93）与线下问诊（M = 0.27，SD = 0.74，$p < 0.001$）之间存在较大差异。类似的，在提供医疗信息维度，线上问诊中的期待不一致（M = 0.50，SD = 0.87）也明显高于线下（M = 0.26，SD = 0.72，$p < 0.001$）。在医患共享决策维度，线上问诊的期待不一致程度（M = 0.51，SD = 0.96，$p < 0.001$）同样显著高于线下（M = 0.29，SD = 0.80，$p < 0.001$）（见表 3-5、表 3-6）。

总体而言，患者对线下问诊的沟通方式较为熟悉，逐步形成了相对客观的预期，且面对面的交流方式通常带来更佳的体验，因此期待不一致的程度较低。而在线上问诊中，新的医患沟通形式引发了患者较高的期待，尽管他们整体上能够获得较为积极的交流体验，但由于计算机中介沟通缺乏丰富的社交线索且社会临场感较弱，这一模式在依赖"望闻问切"的医疗情境中仍面临不少挑战，从而导致患者的期待不一致现象更加突出。

表 3-5　线上与线下医患交流中患者实际感知
各维度的对比分析（N = 507）

患者实际感知维度	线上医患交流 x̄±s	线下医患交流 x̄±s	p 值
建立伙伴关系	3.68±0.81	3.78±0.82	0.009**
获取患者信息	3.62±0.87	3.76±0.83	<0.001***
提供医疗信息	3.72±0.80	3.83±0.79	0.001**
医患共享决策	3.59±0.87	3.73±0.86	<0.001***
确保沟通成效	3.64±0.85	3.80±0.81	<0.001***
患者实际感知均值	3.65±0.77	3.78±0.77	<0.001***

注：* $p < 0.05$，** $p < 0.01$，*** $p < 0.001$。

表 3-6　线上与线下医患交流中患者期待不一致
各维度的对比分析（N=507）

患者期待不一致维度	线上医患交流 x̄±s	线下医患交流 x̄±s	p 值
建立伙伴关系	0.34±0.87	0.27±0.80	0.125
获取患者信息	0.37±0.91	0.27±0.83	0.028*
提供医疗信息	0.50±0.87	0.26±0.72	<0.001***
医患共享决策	0.51±0.96	0.29±0.80	<0.001***
确保沟通成效	0.53±0.93	0.27±0.74	<0.001***
患者期待不一致均值	0.45±0.77	0.27±0.68	<0.001***

注：* $p<0.05$, ** $p<0.01$, *** $p<0.001$。

同时，患者的人口学特征对其对医患沟通的期待和体验有重要影响，尤其在受教育程度、年龄、子女状况和科室等方面表现出明显差异（见表 3-7）。受教育程度较高的患者往往对医生在获取患者信息方面的表现评价较低（$p<0.05$），这类患者更倾向于寻求与医生更深入的沟通机会，尤其是在讨论个人疑虑和需求时，因此他们对医生的期待值也相对较高。与此相对，年长患者通常认为医生在获取患者信息维度表现更好（$p<0.05$）。此外，子女较多的患者往往对医生在建立伙伴关系（$p<0.05$）、获取患者信息（$p<0.01$）以及整体沟通方式（$p<0.05$）维度的表现给予更高评价；而儿科患者相比非儿科患者，对于医生在各个"以患者为中心"的维度上的表现都有更高的满意度（$p<0.05$）。年长患者和家长群体作为特殊的咨询群体，在交流过程中常表现出独特的需求，医生通常会据此调整沟通策略，以更好地适应这些群体的特点，从而增强医患沟通的效果。

表 3-7　患者实际感知及其各维度得分的人口学差异分析

项目	分组	N	建立伙伴关系 $\bar{x}\pm s$	获取患者信息 $\bar{x}\pm s$	提供医疗信息 $\bar{x}\pm s$	医患共享决策 $\bar{x}\pm s$	确保沟通成效 $\bar{x}\pm s$	实际感知均值 $\bar{x}\pm s$
性别	男性	210	3.70±0.83	3.63±0.88	3.70±0.79	3.60±0.85	3.67±0.83	3.66±0.76
	女性	297	3.67±0.80	3.61±0.87	3.74±0.80	3.59±0.88	3.62±0.86	3.65±0.77
	p 值		0.665	0.778	0.534	0.915	0.464	0.832
受教育程度	高中及以下	69	3.87±0.82	3.91±0.83	3.90±0.81	3.78±0.86	3.77±0.91	3.84±0.79
	大专	112	3.72±0.81	3.60±0.94	3.76±0.76	3.63±0.89	3.64±0.86	3.67±0.77
	大学本科	268	3.62±0.82	3.58±0.86	3.68±0.80	3.55±0.86	3.63±0.83	3.61±0.76
	硕士及以上	58	3.66±0.72	3.48±0.82	3.66±0.83	3.47±0.87	3.54±0.81	3.56±0.71
	p 值		1.30	0.025*	0.177	0.150	0.496	0.112
年龄	18~25 岁	197	3.62±0.76	3.55±0.86	3.62±0.78	3.55±0.87	3.58±0.85	3.59±0.73
	26~30 岁	119	3.66±0.79	3.55±0.81	3.78±0.76	3.58±0.82	3.66±0.80	3.65±0.73
	31~40 岁	128	3.70±0.79	3.62±0.89	3.71±0.76	3.57±0.83	3.61±0.81	3.64±0.75
	41~50 岁	50	3.91±0.95	3.96±0.91	3.95±0.89	3.79±0.96	3.88±0.91	3.90±0.87
	51 岁及以上	13	3.85±1.13	3.96±1.11	4.00±1.15	3.77±1.25	3.77±1.17	3.87±1.13
	p 值		0.210	0.021*	0.050	0.454	0.249	0.101
子女状况	无子女	286	3.60±0.76	3.51±0.82	3.66±0.75	3.54±0.83	3.59±0.80	3.58±0.70
	备孕	10	3.55±0.50	3.45±0.64	3.60±0.57	3.40±0.70	3.55±0.64	3.51±0.56
	1 个	150	3.75±0.88	3.72±0.91	3.78±0.87	3.60±0.90	3.67±0.88	3.71±0.83
	2 个及以上	61	3.89±0.87	3.89±0.98	3.92±0.84	3.86±0.94	3.82±0.96	3.88±0.88
	p 值		0.048*	0.005**	0.079	0.061	0.260	0.033*

项目	分组	N	建立伙伴关系 $\bar{x}\pm s$	获取患者信息 $\bar{x}\pm s$	提供医疗信息 $\bar{x}\pm s$	医患共享决策 $\bar{x}\pm s$	确保沟通成效 $\bar{x}\pm s$	实际感知均值 $\bar{x}\pm s$
儿科	否	366	3.62±0.76	3.56±0.84	3.66±0.76	3.53±0.84	3.59±0.80	3.59±0.71
	是	141	3.83±0.91	3.78±0.94	3.88±0.88	3.76±0.93	3.78±0.95	3.80±0.87
	p 值		0.018*	0.018*	0.005**	0.009**	0.021*	0.011*

注：* $p<0.05$，** $p<0.01$，*** $p<0.001$。

三 患者期待、期待不一致与线上医患交流效果

患者对医生沟通方式的期待与实际体验之间的差距，不仅直接影响患者对医患沟通的满意度，还可能对医嘱依从性产生重要影响。

一方面，患者的积极期待常被视为较好的依从性预测因素。以往不少研究表明，患者的积极期待在改善治疗过程和结果中起着关键作用，能够有效缓解患者焦虑，并对其药物依从性产生深远影响。在线上医患交流中，患者对医生沟通方式的积极期待通常反映了他们对医患沟通过程及治疗结果的信心，而这种信心往往是维持患者治疗依从性的前提。因此，当患者对线上医生的沟通方式抱有较高期待时，他们通常更愿意遵从医嘱。

另一方面，如果患者的期待未能得到满足，则可能导致依从性下降。当医生能够有效倾听患者的诉求，关注患者的情感需求，深入了解患者的病情及忧虑，并提供有针对性的疾病信息，同时与患者就治疗方案进行充分沟通并达成共识时，患者的期待通常能够得到满足，其依从性也会得到增强。相反，当

患者的期待与实际体验差距较大时，其遵从医嘱的意愿和行为可能会受到抑制。

为了通过实证数据展示患者的期待与期待不一致对线上医患交流效果的影响，本研究选择患者满意度和依从性作为关键指标进行分析。患者满意度指患者对医患沟通过程及其结果的总体评估。在本研究中，患者满意度通过询问患者对过去一年内线上医患交流质量的总体满意度进行衡量，使用李克特五级量表（"1"表示"非常不满意"，"5"表示"非常满意"）。患者依从性（patient compliance）指患者在接受医生建议（如检查、治疗等）时的遵循程度。该变量的量表改编自 Laugesen 等人（2015）提出的患者依从性量表，并结合了祝超慧（2019）开发的中文简版量表。最终量表包括四个问题项，如"我严格遵循线上医生的建议"和"我接受了线上医生建议的检查"，并采用李克特五级量表（"1"表示"从不"，"5"表示"总是"）。

根据先前的研究，线上医患交流中患者期待与患者满意度之间存在正相关关系。为验证这一假设，本研究在控制人口学变量的情况下，对患者满意度进行了线性回归分析。结果表明，在模型 1 中，患者期待对患者满意度具有显著正向影响（β = 0.38，$p < 0.001$）。具体来说，患者对医生沟通方式的期待越高，他们对医患沟通的满意度也越高；而在模型 2 中，患者期待不一致与满意度之间呈显著负相关（β = −0.61，$p < 0.001$），即患者期待与实际体验之间的差距越大，患者的满意度越低（见表 3-8）。

表 3-8　线上医患交流中患者期待和期待不一致
与患者满意度的线性回归分析

变量		患者满意度			
		模型 1		模型 2	
		β	p	β	p
自变量	患者期待	0.38	<0.001***	0.69	<0.001***
	患者期待不一致			-0.61	<0.001***
控制变量	性别	-0.11	0.023*	-0.05	0.150
	年龄	-0.05	0.419	-0.08	0.111
	受教育程度	-0.12	0.012*	-0.05	0.192
	个人月收入	-0.03	0.571	-0.02	0.586
	婚姻状况	0.04	0.359	0.06	0.118
	子女状况	0.12	0.073	0.09	0.111
	健康状况	0.02	0.699	0.02	0.661
	职业状况	0.06	0.270	0.08	0.092
	咨询科室-儿科	0.01	0.855	-0.02	0.641
	咨询科室-妇产科	0.03	0.473	0.02	0.631
	咨询科室-皮肤科	0.01	0.858	-0.02	0.531
R^2		0.19		0.45	
调整后 R^2		0.17		0.44	
F 变化量（Sig.）		84.13***		238.08***	
样本量		507		507	

注：* $p<0.05$，** $p<0.01$，*** $p<0.001$。

以往的研究表明，在线上医患交流中，患者期待与依从性之间通常存在正相关关系。线性回归分析结果显示，在模型 1 中，在控制人口学变量后，患者对医生沟通方式的期待越高，其对医生建议的依从性也越强（$\beta=0.39$，$p<0.001$）。此外，在

模型 2 中，患者期待不一致与依从性之间呈负相关关系（$\beta =$ −0.50，$p<0.001$），即期待与实际体验之间的差距越大，患者对医生建议的依从性越低（见表3-9）。

表 3-9　线上医患交流中患者期待和期待不一致
与患者依从性的线性回归分析

变量		患者依从性			
		模型 1		模型 2	
		β	p	β	p
自变量	患者期待	0.39	<0.001***	0.64	<0.001***
	患者期待不一致			−0.50	<0.001***
控制变量	性别	−0.13	0.003	−0.09	0.018
	年龄	0.03	0.621	0.01	0.923
	受教育程度	−0.01	0.776	0.04	0.329
	个人月收入	0.08	0.168	0.08	0.097
	婚姻状况	0.04	0.436	0.05	0.226
	子女状况	0.08	0.258	0.05	0.403
	健康状况	−0.02	0.616	−0.02	0.556
	职业状况	−0.02	0.774	0.00	0.947
	咨询科室-儿科	−0.03	0.574	−0.05	0.251
	咨询科室-妇产科	0.01	0.908	−0.01	0.870
	咨询科室-皮肤科	0.06	0.159	0.04	0.341
R^2		0.18		0.36	
调整后 R^2		0.16		0.34	
F 变化量（Sig.）		88.26***		133.49***	
样本量		507		507	

注：* $p<0.05$，** $p<0.01$，*** $p<0.001$。

总体来说，本节通过量化研究数据，深入揭示了在线上医患交流中，患者对医疗服务的期待是多样化和复杂的，尤其体现在获取患者信息、建立伙伴关系和医患共享决策三个方面。在获取患者信息维度，患者期待医生提供详尽的疾病解释和应对建议，以增强自己的掌控感，他们希望充分表达自己的病情，以便医生获得足够的信息做出精准的诊断。在建立伙伴关系维度，患者不希望线上医患沟通仅限于单纯的疾病诊疗，而是期待这类交流能具有更多关系导向的意义。他们希望医生倾听他们的需求，关注他们的情感和心理状态，并通过提供详细信息缓解他们的不确定感。在医患共享决策维度，传统医疗决策通常以医生为主导，在线上患者则希望医生听取他们对检查和治疗方案的意见，希望自己参与医疗决策的过程。这一变化反映了互联网时代患者主动性和参与感的提升，也表现出患者对线上医患交流中平等互动和良好关系的更高期待。这些多维度的期待凸显了患者在信息获取、关系建立和决策参与等方面的广泛需求，强调了在线医疗服务中，医生需要提升沟通质量、建立信任，并在决策中尊重患者意见，从而为患者提供更加理想的医疗体验。

然而，患者对线上医患交流的多元期待往往与实际体验存在差异而导致期待不一致。特别是在线上医患交流仍处于初级阶段的背景下，公众对这种交流方式存在较多负面期待的偏差。患者普遍对线上医患交流的期待较高，尤其是在希望医生采取以患者为中心的沟通方式方面，但实际体验常常未能达到这些较高的期待。这种落差导致患者可能会将对线上医患交流的整体评价置于线下医患交流之下，这会成为制约线上医患交流被更加广泛接受和深入人心的一个关键因素。本节的数据分析明确展示了患者期待不一致对其满意度和依从性产生的负面影响，为在线上医患交流实践中进一步优化患者体验提供了重要的指导，具有实质性的参考价值。

第三节　线上医患交流中的医患信任[①]

信任作为良好医患关系的关键特征之一，被认为是医患治疗关系的重要组成部分（Boulware et al.，2003）。线上交流中的医患信任是指在线上交流中，医患双方基于共同的诊疗目的而呈现的诚信与认同（梁立智等，2008），在本节中尤其是指患者对线上医生采取有利于患者利益的行为的信任程度（Rolfe et al.，2014）。

在传统医患关系中，由于医患之间知识和权力的不平衡，患者在医患信任关系中大多处于被动地位，往往只能通过信任医生帮助自身应对健康问题（Mechanic and Meyer，2000），因而医患的信任关系多被认为是理所当然的（Hillen et al.，2011）。然而，线上医患交流的兴起可能使医患信任关系产生新的动态。信任是患者对医生的情感性寄托和期望，认为医生可信赖，并将自己的健康托付给医生。患者在互联网大环境下参与医患沟通，自主权的增强与医疗信息获取能力的提升，可能会对医患关系造成深刻影响（Mechanic，1996）。此外，线上问诊中诊断技术的有限嵌入，以及医生形象和诊断过程的不可见性，也可能会阻碍患者与医生信任关系的建立和发展，使医患

[①]　本节部分内容参考了笔者指导的研究生陈尧茜硕士论文中整理的原创材料，特此感谢其基础性贡献。

信任呈现新特征。

一　医患交流中的信任特征

　　不同学科理解信任的侧重点有所差异。心理学学者强调，信任是一种人格特质。这种观点认为，信任的倾向是一种内在的、稳定的人格特征，它影响个体对他人和社会的看法与行为方式。经济学学者将信任视为一种理性行为，认为它是个体在理性计算后对他人将来行为的评估。根据博弈论和新古典经济学理论，信任是一种策略选择，它基于对成本和收益的比较。社会学学者则强调信任对人际互动的简化作用。社会学的观点认为，信任是社会资本的重要组成部分，它降低了复杂社会关系中的不确定性和交易成本。

　　卢曼（2005：62-79）将信任分为人际信任和制度信任，前者产生于人际交往，后者源于规范制度等制约条件，二者共同构成系统信任。此外，社会学家刘易斯和威格特结合齐美尔和帕森斯等的观点，将维持社会秩序的最基本信任形式——人际信任，进一步划分为认知信任和情感信任。认知信任基于他人的可依赖性、可靠性及职业操守等理性考量。情感信任则源于施信方与受信方之间的情感联系，是以情感为基础的信心。在管理学领域，信任的构成元素被频繁地提及于领导力话题中。沃迪卡（Vodicka，2006）提出的信任四要素被广泛接受，这四要素包括一致性、同理心、沟通和能力。一致性涵盖正直和可靠性，同理心包括仁慈、忠诚和关心，沟通涉及积极的关系、可靠性和开放性，能力则涵盖良好的判断力和专业知识。

　　整体而言，信任激活并维持着社会成员间的合作行为，是简化社会复杂性的机制，也是个人生活和社会正常运转的重要保障。医患信任是这种信任关系在医疗领域的具体表现，其核心本质仍是"信任"。由于医疗问题的专业性强、理解壁垒高，并涉及生死决策，医患之间天然存在"双方不对等"和"风险"。信任在这种不对等关系中起到至关重要的作用，成为患者将健康问题交付给医生的关键要素，直接影响着患者对医疗服务的使用程度和满意度。

不同学者在医患信任的概念化上存在显著的差异。一些学者从理性角度出发，将患者信任定义为患者对医生将按预期方式行事的信念或期望；另一些学者则强调信任的情感属性，认为患者信任是患者对医生的信心或依赖感。在众多研究中，医患信任被广义地定义为患者对医生作为其利益忠实维护者的信任程度。此外，有学者将医患信任拆解为具体的维度，从医生的专业技术和人际态度两个方面构建信任概念。这些不同的概念化方式体现了学术界对医患信任复杂性和多维度的理解。理性化的视角关注医生行为的可预测性和专业性，情感化的视角则强调医生与患者之间的情感联系和支持。综合来看，医患信任不仅依赖于医生的专业技术和知识，还取决于医生的人际态度和行为，包括他们是否表现出共情、诚实和对患者利益的忠诚。在医疗实践中，建立稳固的医患信任关系需要医生在专业能力和人际关系两个方面同时努力，以满足患者的多重期望和需求。

在医患信任中，医方主体包括医生、护士、医疗系统、保险公司和药剂师等；患方主体则涵盖不同族裔和地域的人群，以及不同身份的和特定的患者群体等。医患信任的模式框架认为，信任由八个元素构成，其中正直、沟通、能力和信心为核心元素。正直指双方关系中的正直和开放程度；沟通指各方交流的质量和性质；能力指医方被认为有能力提供健康服务，包括其资格和声誉；信心则是各主体对彼此可靠性的信任。此外，四个相对边缘的元素包括忠诚、系统信任、公平和保密。忠诚是指在利益冲突时，医方能将患者利益置于首位；系统信任即患者相信医疗服务系统的机构、流程和规章制度；公平意味着向所有人群（包括弱势群体）提供相同的服务；保密则是指医方保护患者隐私的能力。这些信任元素在医患关系中相辅相成，共同构建起一个稳固的信任体系，使医疗服务得以有效进行。

　　信任在医患关系和诊疗服务中扮演着重要角色。信任使患者更愿意遵循医生的建议，积极配合治疗计划，从而提升医疗效果。对于患者而言，面对复杂的医学信息和潜在的健康风险，信任医生能够减轻自己的心理负担，增强自己的安全感。信任的建立能够使患者更从容地接受治疗，减少不必要的担忧和焦虑。此外，信任关系能够提升患者对医疗服务的整体满意度。当患者相信医生的专业能力和道德操守时，他们对医疗过程和结果的期望更容易得到满足，即使在治疗效果不如预期的情况下，患者也更容易理解和接受。在一个高信任度的医患关系环境中，患者更愿意按照医生的指导进行治疗，这可以减少资源的浪费和重复利用。信任可以使医疗资源被更高效地分配和使用，提升整个医疗体系的运转效率。

二　线上医患交流中的信任形成

　　在线上医患交流场景中，医患信任关系因为交流和传播方式的差异而存在诸多动态。一方面，互联网医疗平台资质不清晰、信息冗杂等外部问题可能会降低患者的信任度；另一方面，互联网环境中的"沟通不确定性"和"医方形象及诊疗过程的不可见性"给建立互联网医患信任带来更大的挑战。由于缺乏面对面的互动，医生难以全面了解患者的病情，患者则难以完全信任医生的诊断和建议。而且，互联网医疗缺乏传统诊疗过程中的直观体验，患者无法直接观察医生的行为和诊疗过程，这加剧了线上医患交流中的不信任感。这种医患互动的虚拟化，使信任关系的建立变得更加困难。

但线上医患交流中亦存在一些机制保障着信任的形成。患者在线上医患交流中的医方信任感知路径包括三个关键步骤：声誉传播产生间接信任、信息展示建立直观信任、服务感知累积深层信任。在互联网互动和反馈机制的作用下，医生的服务质量通过受众反馈逐渐形成口碑。这些反馈不仅通过口耳相传，还通过量化的数据、明确的问诊量和真实的用户评价，使患者更直观地建立对医生的信任。尤其是线上医患交流促进了医患社群的形成，医生与患者在线上的直接交流，或诊前诊后的互动，为信任的建立提供了坚实的基础。此外，在线交流平台上，医生会展示自身信息，包括专业背景和诊疗经验等，有些医生还会发布科普材料，帮助患者更全面地理解其专业性。通过这些信息展示，患者能够更全面地了解医生，从而增强对其专业能力的信任。线上医患交流还提供了诊前和诊后的沟通渠道，回应患者的潜在顾虑，减少他们的焦虑和疑虑。这种多维度的信任建立路径，能够使患者在互联网医疗环境中更为安心和信任医方，从而提升整体的医疗体验。

信任的构建是一个复杂的过程，涉及多层次的互动和信息交换。通过声誉传播，医生能够建立初步的信任基础；通过信息展示，患者能够获得直接的信任感；通过服务感知，信任被逐步积累和深化。

进而言之，一些在建立患者信任方面表现突出的线上医患交流平台，会采取一系列措施进行医方的能力保障和质量把控。这些措施包括对医生的入驻服务设置严格的门槛，明确其资质，并进行必要的培训和线上规范执业培训，从而保障服务主体的基本从业水平。此外，这些平台会采取指引式的管理方式进行质量把控，以确保医生在提供医疗服务时有效发挥其专业能力。通过医生教育强化和患者反馈管理等方式，这些平台会进一步增强患者对医生能力和服务质量的信任。从资质审核、培训教育，到服务提供、质量监督和反馈管理，这些平台能够确保线上医患交流中的患者获得高质量、可靠的医疗服务。这种系统性的信任建设，不仅提高了患者对医生的信任度，也增强了患者对整个医疗平台的信赖，促进了医患关系的良性发展。

三　线上医患交流中的患者信任

患者对医生的信任在医疗领域被广泛认为是影响治疗结果的关键因素，尤其体现在提高患者满意度和增强患者依从性上。例如，霍尔等人（Hall et al.，2002）指出，信任可以显著提高患者对医疗服务的整体满意度。此外，托姆等人（Thom et al.，1999）的研究强调了患者信任与其依从医生治疗建议之间的正相关性。

在线上医患交流的背景下，由于线上交流缺少面对面的互动，因此建立信任显得更加关键。患者对医生的信任度是决定其满意度的重要因素之一（Dyer，2008）。这种信任关系不仅促进了患者对医疗信息的接收，还增强了他们对治疗方案的信心，提高了其遵循医嘱的可能性（Anderson and Dedrick，1990）。当存在强烈的信任关系时，患者更倾向于接受并遵循医生的治疗建议（Mechanic and Meyer，2000）。而当缺乏信任时，患者可能会对医生的动机及其提供的医疗信息持怀疑态度，这往往会导致他们拒绝接受医生的诊疗意见（Pearson and Raeke，2000）。

为深入探究线上医患交流中患者信任的具体表现，本节结合定量数据加以说明。从测量上看，当下应用较为广泛的医患人际信任测量工具包括医师信任量表（Trust in Physician Scale，TiPS）、医患关系信任量表（Trust Scale for the Patient-Physician Dyad，TSPPD）和维克森林医师信任量表（Wake Forest Physician Trust Scale，WFPTS）。其中，由霍尔等（Hall et al.，2002）设计提出的维克森林医师信任量表，是医患信任研究领域最具影响力和应用最广泛的量表。该量表涉及 10 个条目，具体涵盖忠诚、能力、隐私和总体信任四个维度，其中忠诚指医生忠于患者利益，能力强调医生具备必要的专业能力和沟通能力，隐私指医生对患者敏感隐私信息的谨慎使用，总体信任指与情感相关的信任的核心部分。学者董恩宏和鲍勇（2012）对该量表进行了中文版修订，提出中文版维克森林医师信任量表，将医患信任划分为仁爱和技术两个重要维度，并对原量表题项进行了调整，共计 11 个条目。仁爱维度强调医生对患者的关怀体贴、与患者的良好沟通等方面，技术维度则突出医生的医术能力方面。笔者在调查中，基于以上文献，结合对线上问诊医患群体的访谈结果，对该量表进行修订，通过"线上医生的哪些特质会使您感到信任？""您认为线上医生的形象是怎样的？"等问题，洞察线上医患交流这一新兴的医患沟通情境下构成医患信任的重要维度。本研究最终从患者重视和关注的线上医生若干特质中提取出忠实、沟通、公平、关爱、友好、尽责、能力、严谨和整体信任9个要素，并将其归纳为态度和技术两个关键类别。态度主要指医生在沟通过程中表现出的忠于患者利益、沟通耐心、一视同仁、关爱体贴、友好和善的良好医德人品，技术则更着重于医生在诊疗过程中表现出的尽职尽责、医术精湛、严谨认真等可使患者感到可靠的医术能力。其中，友好和善与严谨认真作为本研究对医师信任量表新增的维度，主要反映了患者对线上问诊医生形象的独特考量。一方面，不少患者表示，线上医生衣着服饰、表情神态和办公环境的隐匿使其一改线下严肃的形象，显得更为友好可亲，往往令人感到易于交流和信任。另一方面，也有患者反映，线上医生的诊断过程相较于线下是不可见的，他们容易对医生能否认真严谨地分析患者病情产生疑问。因此，本研究增加了对线上医生上述两个特质的考量。变量的测量采用李克特五级量表，范围从"1"（不同意）到"5"（非常同意）。

笔者对参与调查的507名患者进行了数据分析，结果显示，在线上医患交流中，患者对医生的信任程度整体处于较高水平（M = 3.82，SD = 0.94），并且医患信任在态度和技术两个维度上显现出较大差异。成对样本T检验分析结果显示，同一患者对线上医生态度的信任程度（M = 3.88，SD = 0.99）显著高于对线上医生技术的信任程度（M = 3.75，SD = 0.95，p < 0.001）。从态度方面来看，线上医生公平（M = 4.02，SD = 1.14）、友好（M = 3.98，SD = 1.05）和关爱（M = 3.87，SD = 1.18）的形象较为深入人心。就技术方面而言，患者对医生的尽责（M = 3.87，SD = 1.17）和严谨（M = 3.82，SD = 1.21）相对更为信任（见表3-10）。

表 3-10　医患信任量表各维度平均值与标准差（N = 507）

医患信任维度	x̄±s	具体条目	x̄±s
态度	3.88±0.99	忠实：我认为线上医生会以患者的利益为主	3.72±1.23
		沟通：我认为线上医生会耐心与患者沟通	3.81±1.21
		公平：我认为线上医生对待不同的患者是一视同仁的	4.02±1.14
		关爱：我相信线上医生会关心体贴患者	3.87±1.18
		友好：我认为线上医生是亲切友好的	3.98±1.05
技术	3.75±0.95	尽责：我相信线上医生是尽职尽责的	3.87±1.17
		能力：我相信线上医生的医术和能力是符合标准的	3.69±1.21
		严谨：我相信线上医生在问诊中是认真严谨的	3.82±1.21
		整体信任：总之，我信任我的线上医生	3.62±0.81
医患信任均值		3.82±0.94	

此外，线上与线下医患交流情境中的医患信任存在较大的差距，尤其体现在医生的技术方面。成对样本 T 检验结果表明，患者对线上医生的总体信任程度（M = 3.82，SD = 0.94）显著低于线下医生（M = 3.93，SD = 0.96，p < 0.01）。在技术维度，

多数患者认为线下医生相较于线上医生更为尽职尽责（$p < 0.01$）、医术精湛（$p < 0.001$）、严谨认真（$p < 0.001$），技术维度上整体也更为信任线下医生（$p < 0.001$）。而值得注意的是，患者对线上与线下医生态度的信任程度之间的差距相较于技术维度极大地缩小，线上医生除忠于患者利益（$p < 0.001$）方面未能赢得更多的患者信任，在沟通、公平、关爱和友好方面的表现均略高于线下医生（见表3-11）。

表3-11　线上与线下医患交流中医患信任各维度的对比分析（N=507）

医患信任维度	线上医患交流 x̄±s	线下医患交流 x̄±s	p
忠实	3.72±1.23	3.91±1.18	<0.001***
沟通	3.81±1.21	3.77±1.24	0.477
公平	4.02±1.14	3.97±1.19	0.375
关爱	3.87±1.18	3.82±1.22	0.326.
友好	3.98±1.05	3.94±1.12	0.410
态度均值	3.88±0.99	3.88±1.06	0.926
尽责	3.87±1.17	4.02±1.14	0.002**
能力	3.69±1.21	4.03±1.12	<0.001***
严谨	3.82±1.21	4.02±1.14	<0.001***
整体信任	3.62±0.81	3.93±0.76	<0.001***
技术均值	3.75±0.95	4.00±0.92	<0.001***
医患信任均值	3.82±0.94	3.93±0.96	<0.01**

注：* $p<0.05$，** $p<0.01$，*** $p<0.001$。

整体而言，患者信任的线上医生的特质主要体现在沟通、关爱、友好等态度方面，对线上医生技术能力的信任程度则相对较低。沟通具体表现在线上医生耐心、详尽、清晰地向患者提供其所需的医疗健康信息。关爱则体现在线上医生对患者焦虑不安情绪的关注与安抚。在技术维度，受限于线上问诊有限的诊疗技术和潜在的误诊风险，医生向患者提供的诊断意见和后续行动建议往往存在过于宽泛和常规的问题，因而难以在专业能力上获取患者的充分信任。尽管技术能力在医患信任的组成上占主导地位，但医生良好的态度能在一定程度上弥补技术的不足。不同患者对医生态度和技术的重视程度有所不同：既有患者反映，技术维度的信任构成了其对医生信任的主要部分；也有患者表示，在与医生信任关系的建立过程中，医生的技术水平发挥重要作用，但态度也是不可或缺的考量因素。

第四章　线上医患交流的影响

目前，线上医患交流大多采用以图文咨询为主的方式。常见的线上医患交流平台有春雨医生、平安好医生等，其具体的线上医患交流行为主要包括在线图文或视频咨询、在线解读和交流检查报告以及复诊等。线上医患交流或在线问诊是互联网医疗中的一个核心环节。线上医患交流平台跨越时空限制，大大提升了医患互动的频率，丰富了医患互动的形式；将医患双方链接起来，试图解决信息沟通不畅和资源难以高效匹配的问题，建立一种新的医疗生态。目前，大部分学者仅将线上医患互动看成医生为患者提供健康建议的过程。从传播学的视角看，线上医患交流也是一个健康沟通过程，这个过程可能会让人们重新定义自己的健康信念，凝视自身的健康状态，反思自身对健康的参与程度，进而改变自身的健康行为。随着线上医患交流实践进一步进入人们生活，对其传播效果的研究有助于评估线上医患交流平台的整体效果和社会价值。本章将结合实证数据，对线上医患交流的直接效果和间接效果进行深度剖析。

第一节 沟通弥合、患者感知与线上
医患交流效果[①]

一 理解线上医患交流促进健康行为的框架

目前，已有的研究认为，医患交流对健康效果的影响路径存在不同的范式。其中，持直接影响观点的认为，医患交流能直接促进健康行为。医患交流是健康咨询和医疗决策中重要的一环。由于专业知识的缺乏和对医生群体的信赖，患者对于医生在医患交流过程中的嘱托大多予以全盘接受，这能直接带来遵医嘱的行为和健康状态的改善。

持间接影响观点的则认为，医患交流在多数情况下以间接方式对患者的健康结果产生影响。根据斯特里特的观点，医患交流通过将提升患者满意度这类患者感受作为互动近端结果，将影响患者依从性这类健康行为作为中间结果，最终对患者的健康结果产生作用（Street Jr et al.，2009）。按照这个范式，医患交流能否带来遵医嘱行为和增强患者依从性，与患者满意度有关。同时，患者依从性是患者的行为与医生提供的医疗和健康建议相一致的程度，是实现疾病管理目标的首要前提（Jin et al.，2008），能够对患者的治疗效果和健康结果产生重要影响（Horwitz and Horwitz，1993）。

医患交流间接模型（pathway model）不仅揭示了医患沟通方

---

① 本节具体内容可参照笔者在《现代传播》2020 年第 8 期上发表的《沟通弥合与患者感知：基于链式中介模型的线上医患交流效果研究》一文。

式、患者满意度和依从性在患者健康结果中扮演的重要角色，还梳理了三者之间的内在联系。前人的诸多研究已经在临床沟通的情境中论证了这一模型的有效性（Arora，2003；Epstein and Street，2007），即医生在建立人际关系、促进信息交换、鼓励患者参与决策等方面的沟通行为，能够显著影响患者的满意度与依从性，进而影响其健康结果。学者蒋少海（Jiang，2019a）采用间接模型分析了在线医患互动过程，揭示了患者满意度在其中扮演着重要的中介角色。相比直接影响模型，医患交流间接模型提供了深入探究医患交流过程的影响链条，有助于进一步剖析医患交流过程的效果。在本节中，笔者试图探究当医患交流由面对面转移到互联网情境中时，医患交流行为如何影响患者的就诊感受和满意度，进而影响患者的依从性。

概而言之，本节旨在结合互联网形态中的线索消除特征和医疗服务中新兴的"以患者为中心"理念，探讨线上医患交流对健康行为促进的间接影响。图4-1为本节涉及的主要变量之理论模型。

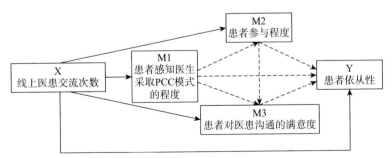

图4-1　理论模型

注：X为线上医患交流次数，M1为患者感知医生采取PCC模式的程度，M2为患者参与程度，M3为患者对医患沟通的满意度，Y为患者依从性。直线为直接关系，虚线为X通过M1叠加延展出的中介关系。

二 线上医患交流的患者感知、参与、满意度与依从性

（一）线上医患交流中患者感知的医生沟通方式

相较于面对面的医疗咨询模式，线上医患交流平台凭借对非语言线索的消除和完善的患者反馈系统，促进医患之间的双向对等交流（赵国闯，2017），使以患者为中心的沟通（Patient-centered Communication，PCC）模式得以充分体现。

就传播形态而言，线上医患交流是一种以互联网为中介的人际传播。在这个领域，线索消除理论提供了解释线上交流方式如何影响人们满意度和关系的独特视角。线索消除理论实际上是一系列理论的总称，包括社会临场感理论（Social Presence Theory）和丰富性线索理论（Media Richness Theory）等，它们普遍认为在以互联网为中介的传播中，由于面部表情、手势动作等非语言线索的缺乏，人们难以在网络中建立有效而信任的关系（Wilson et al.，2006）。线索消除理论能够为预测和理解交流互动环境对人际互动的影响提供一定的理论依据。该理论假定交流互动过程中的线索与功能之间存在一一对应的关系，而线索的缺失意味着相应的沟通功能无法得到实现。因此，在以互联网为中介的情境中，声音、举止神态、人际距离等非语言线索的缺失，将导致难以传递沟通目的、环境、礼仪、群体角色、相对地位和人际影响力。非语言线索的缺失带来的民主化效应缩小了医患之间的权力差异，使医生更有可能与患者建立平等的合作式伙伴关系，站在患者的立场上对其需求做出充分回应。而患者也不再只是医生建议的被动接受者，而是还能

够借助评价、赠送礼物，乃至投诉、退款等方式，对医生的沟通效果做出回应。

受线上交流"线索消除"以及网络"去中心化"特性的影响，医患交流的理念逐渐从以疾病为中心（disease-centered）转变为以患者为中心。相比以往着重于治愈疾病本身，人们越来越关注就医体验和人文关怀。患者在就医过程中的主观感受和满意度也逐渐开始扮演更重要的角色。

以患者为中心的沟通，顾名思义，指医生在医疗服务过程中尊重患者偏好、需求和价值观的一系列交流行为，旨在提高医患关系质量，达到更好的诊疗效果。PCC 模式强调在医患之间建立合作式的伙伴关系，医生鼓励患者表达，并理解和尊重患者期望、感受与需求，同时确保患者获得医疗决策和疾病管理所需的信息，帮助患者参与，最终实现医疗决策的协商与制定。作为高质量医疗卫生服务的重要组成部分，PCC 模式近年来备受国内外医疗界人士的认可与推崇。

然而，目前已有的研究大多关注医生端的 PCC 模式培训或实施，或从研究者视角或医生视角测量医生的沟通水平，而忽略了该概念中最核心的要素，即患者对医生采取 PCC 模式的感受。患者感知医生采取 PCC 模式的程度，体现的是患者对医生关注自身需求与感受，回应和化解自身对疾病的疑虑的感知程度。用患者对医生采取 PCC 模式的感知衡量线上医患交流效果，不仅更为直观有效，也有利于更好地预测患者对沟通的满意度和依从性。

（二）线上医患交流的患者感知、参与、满意度与依从性研究假设

在线上医患交流中，医生出于对患者和自身双重利益的考虑，有可能提升与患者交流的情感积极性，关注对患者的告知义务和人文关怀，愿意帮助患者纠正信息偏差，遵循"以患者为中心"的会话原则。因而，患者在线上医患交流过程中会对医生采取 PCC 模式的实践有更强的感知。由此，本节提出如下假设。

H1：线上医患交流次数与患者感知医生采取 PCC 模式的程度呈正相关关系。

此外，相较于面对面的医患交流模式，基于互联网的线上医患交流有助于提升患者参与程度。根据线索消除理论，以互联网为中介的交流环境对非语言线索的消除，一方面能够降低患者对人际风险的感知，提升其在某些难以启齿问题（如性和情绪问题）上的自我披露意愿；另一方面有助于通过缩小医患权力差异，促进患者平等参与沟通，提升其在线上问诊中的主体性。因此，患者更有可能在信息传递、协商和决策的过程中积极分享观点、感受和需求。由此，本节提出如下假设。

H2：线上医患交流次数与患者参与程度呈正相关关系。

患者满意度作为医患交流的近端结果，在线上人际沟通情境下能够得到改善。如前所述，线上医患交流打破了时空的限制，改变了传统线下医患互动的方式和频率。具体而言，患者可以随时随地以即时性较强的方式与医生进行沟通，同时其在咨询中与医生的交互频率能够在一定程度上得到技术的保障。这些因素均有助于直接提升患者满意度。由此，本节提出如下

假设。

H3：线上医患交流次数与患者对医患沟通的满意度呈正相关关系。

患者依从性指患者在服用药物、管理饮食或调整生活方式等行为上遵从医生治疗和健康建议的程度，能够直接影响患者的疾病治疗效果和临床结果。对于线上医患交流情境下的患者依从性而言，现有研究已从互联网医疗咨询服务的低成本、高效率、个性化、随时随地等特征出发，指出线上医患交流在提升患者依从性方面的重要作用，尤其体现在诊前导药导医和诊后疾病管理两个阶段。由此，本节提出如下假设。

H4：线上医患交流次数与患者依从性呈正相关关系。

在此基础上，本节进一步探讨线上医患交流行为及其近端结果（患者满意度）对患者依从性的影响路径。

毋庸置疑的是，与医生的交流会对患者依从性产生重要影响。一方面，医生良好的沟通方式有助于直接提升医疗决策信息的传播效果，加深患者对医疗建议的理解和记忆（Falvo and Tippy，1988），从而提高患者依从性。另一方面，医生良好的沟通方式对患者依从性的促进，也可能通过不同的间接路径实现。其一，医生采取 PCC 模式有助于患者充分了解诊断信息，形成医患共同决策结果，从而提升患者对沟通的满意度（Wanzer et al.，2004），而患者对沟通效果的良好评估将促使其更好地遵从医生建议（Schoenthaler et al.，2009）。其二，当医生采取 PCC 模式鼓励患者进行信息分享和决策参与时，患者的参与程度将得到显著提升（Zandbelt et al.，2007），患者能够与医生就依从的利益、风险、障碍进行充分交流，其对医疗决策的

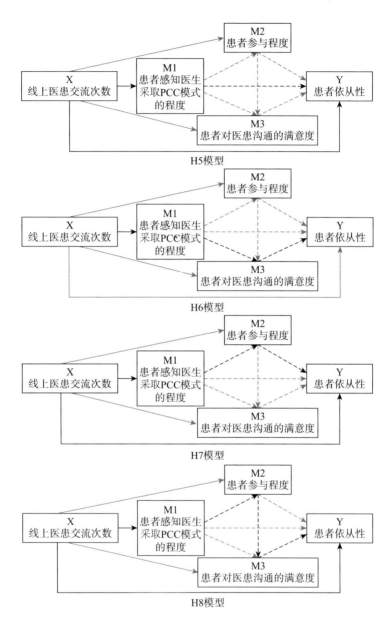

图 4-2　假设 H5-H8 模型

理解和依从因此得到强化（Loh et al., 2007b）。其三，当医生积极的沟通方式促使患者充分参与医患沟通时，患者对沟通的满意度将得到提升（Street Jr and Millay, 2001），其对医疗建议的依从程度将进一步强化（Schoenthaler et al., 2009）。基于上述分析，本节提出如下假设。

H5：患者感知医生采取 PCC 模式的程度在线上医患交流次数与患者依从性之间起链式中介作用（serial mediating effect），即线上医患交流次数通过患者感知医生采取 PCC 模式的程度对患者依从性产生影响。

H6：患者感知医生采取 PCC 模式的程度、患者对医患沟通的满意度在线上医患交流次数与患者依从性之间起链式中介作用，即线上医患交流次数依次通过患者感知医生采取 PCC 模式的程度、患者对医患沟通的满意度对患者依从性产生影响。

H7：患者感知医生采取 PCC 模式的程度、患者参与程度在线上医患交流次数与患者依从性之间起链式中介作用，即线上医患交流次数依次通过患者感知医生采取 PCC 模式的程度、患者参与程度对患者依从性产生影响。

H8：患者感知医生采取 PCC 模式的程度、患者参与程度、患者对医患沟通的满意度在线上医患交流次数与患者依从性之间起链式中介作用，即线上医患交流次数依次通过患者感知医生采取 PCC 模式的程度、患者参与程度、患者对医患沟通的满意度对患者依从性产生影响。

三 基于问卷调查的效果检验

为检验以上的研究假设，本节主要采用立意抽样（purposive sampling）方式进行问卷数据采集。之所以选择立意抽样，是由于本节旨在探究线上医患双方互动的内在逻辑，而非调查普通人群对线上医患交流的采用和接受程度。笔者与互联网医疗咨询平台的龙头企业"健康 160"合作，在其系统后台对近期在线咨询的使用者发出系统短信通知，同时在"健康 160"微信公众号日常推送中嵌入研究链接，邀请用户填答问卷。"健康 160"企业的前身为就医 160 挂号网，自 2005 年成立以来，汇聚了全国 3000 多家大型医院及 47 万名医生资源，提供包括在线咨询在内的诸多健康管理服务，截至 2022 年累计服务人次超 1.9 亿。此外，《百度健康在线医疗大数据报告》显示，25～34 岁女性为在线咨询的主力军。因而，本次调查以微信母婴类社群为辅助发放渠道。

　　本节涉及的一些概念的具体测量方式如下。通过询问受访者在过去一年中使用在线医疗咨询平台向医生咨询健康问题的次数，测量线上医患交流次数。咨询次数在 10 次及以下的，受访者需填写具体次数，超出 10 次的则统一被划分为"10 次以上"。患者感知医生采取 PCC 模式的程度，指患者感知医生在医患交流中引导患者表达、提供清晰信息、促成共同决策、确保沟通效果的程度。问卷采用的量表主要改编自奥兹等人提出的患者感知以患者为中心量表（Patient-perceived Patient-centeredness Scale，PPPCS），同时综合了侯和沈（Hou and Shim, 2010）和向军等人（Xiang and Stanley, 2017）的简化版以患者为中心的交流方式量表（Patient-centered Communication Scale）。此外，笔者通过对在线医疗咨询用户进行访谈，对部分不符合中国医患交流情形的英文题目进行了删减或微调，并优化了其中文措辞，争取实现量表的本土化。患者参与程度指患者在医患交流中参与信息交换和决策制定的程度。量表主要改编自莱尔曼等人（Lerman et al.，1990）提出的患者感知参与护理量表（Patient-perceived Involvement in Care Scale，PICS），并通过访谈进一步优化，以使其更好地符合本土化情境。患者对医患沟通的满意度指患者对医患交流过程及结果的满意程度评估，本节通过询问患者对过去一年中线上医患交流质量的总体满意度测量该变量，使用李克特五级量表测量，"1"表示"很不满意"，"5"表示"非常满意"。患者依从性指患者遵从医生提出的检查、治疗等医疗建议的程度，测量量表主要改编自劳杰森等人（Laugesen et al.，2015）提出的患者依从性量表（Patient Compliance Scale），并结合了祝超慧（2019）中文简版患者依从性量表进行优化。本节的控制变量主要包括受访者的性别、年龄、受教育程度（从小学及以下到硕士及以上）以及个人月收入（从 1500 元以下到 8000 元以上）。

调查回收到 513 份有效样本，其中受访者的平均年龄为 29.7 岁，男女占比分别为 41.3%（212 人）和 58.7%（301 人）；平均受教育程度为 4.56（范围为从 1 到 6），高于大专水平；平均个人月收入为 3.16（范围为从 1 到 5），超过 5000 元。

从受访者的在线医疗咨询经历来看，过去一年中线上医患交流次数的均值为 3.85（SD = 2.33），表明受访者在参与本项调查时对在线医疗咨询的使用率处于较低水平。患者感知医生采取 PCC 模式的程度的均值为 3.65（SD = 0.81），表明多数受访者对在线医疗咨询中医生的沟通方式评价良好。患者参与程度的均值为 3.69（SD = 0.70），即多数受访者能够较好地参与线上医患交流。就线上医患交流效果而言，患者对医患沟通的满意度的均值为3.60（SD=0.82），反映出受访者对于在线医疗咨询沟通效果的认可度较高。患者依从性的均值为3.47（SD=0.81），即受访者在多数情况下能够遵从在线医生的医疗建议。

统计分析数据结果显示，假设1预测线上医患交流次数与患者感知医生采取PCC模式的程度呈正相关关系，该假设得到支持（$\beta=0.230$，$p<0.001$），即人们通过线上医患交流平台与医生沟通的次数越多，越能感受到医生采取以患者为中心的沟通方式。假设2预测线上医患交流次数与患者参与程度呈正相关关系，该假设未能得到支持（$\beta=0.053$，$p>0.05$）。假设3预测线上医患交流次数与患者对医患沟通的满意度呈正相关关系，该假设得到支持（$\beta=0.084$，$p<0.05$），即人们进行线上医患交流的次数越多，其感受到的医患沟通质量越高。假设4预测线上医患交流次数与患者依从性呈正相关关系，该假设得到支持（$\beta=0.084$，$p<0.05$），即人们进行线上医患交流的次数越多，对医疗建议的依从程度越高（见图4-3、表4-1）。

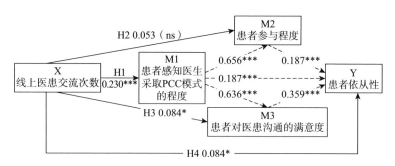

图4-3　修正模型的路径系数

注：* 表示 $p<0.05$，*** 表示 $p<0.001$，ns 表示不显著。

表 4-1　修正模型的路径系数

假设/路径	标准化系数	t 值	p
H1：线上医患交流次数→患者感知医生采取 PCC 模式的程度	0.230	5.354	<0.001***
H2：线上医患交流次数→患者参与程度	0.053	1.560	0.119
H3：线上医患交流次数→患者对医患沟通的满意度	0.084	2.442	<0.05*
H4：线上医患交流次数→患者依从性	0.084	2.427	<0.05*

注：* $p<0.05$，*** $p<0.001$。

中介效应评估结果如表 4-2 所示。其中，患者感知医生采取 PCC 模式的程度的中介效应的 95% 置信区间不包含 0，表明患者感知医生采取 PCC 模式的程度是线上医患交流次数影响患者依从性的中介变量。同时具体来看，中介效应主要通过以下三条路径实现：（1）间接效应 1（0.0455，95% CI = 0.0175 ~ 0.0848）：线上医患交流次数→患者感知医生采取 PCC 模式的程度→患者依从性（验证假设 H5）；（2）间接效应 2（0.0491，95% CI = 0.0271 ~ 0.0788）：线上医患交流次数→患者感知医生采取 PCC 模式的程度→患者对医患沟通的满意度→患者依从性（验证假设 H6）；（3）间接效应 3（0.0259，95% CI = 0.0102 ~ 0.0501）：线上医患交流次数→患者感知医生采取 PCC 模式的程度→患者参与程度→患者依从性（验证假设 H7）。具体路径如图 4-4 所示。间接效应 1、2、3 占线上医患交流次数与患者依从性之间关系总效应的比例分别为 19.65%、21.20%、11.18%。因此，假设 H5、假设 H6、假设 H7 成立，假设 H8 则未能得到支持。

表 4-2 中介效应检验

中介路径	间接效应	Boot 标准误	95% 置信区间		相对中介效应
总间接效应	0.1559	0.0333	0.0918	0.2235	
X→M1→Y	0.0455	0.0171	0.0175	0.0848	19.65%
X→M1→M3→Y	0.0491	0.0133	0.0271	0.0788	21.20%
X→M1→M2→Y	0.0259	0.0098	0.0102	0.0501	11.18%

注：X 为线上医患交流次数，M1 为患者感知医生采取 PCC 模式的程度，M2 为患者参与程度，M3 为患者对医患沟通的满意度，Y 为患者依从性。

基于上述分析，研究的假设检验结果汇总如表 4-3 所示。假设 H1、H3、H4、H5、H6、H7 得到结果的支持，假设 H2、H8 则被拒绝。

表 4-3 假设检验结果

效应	研究假设	结果
直接效应	H1：线上医患交流次数与患者感知医生采取 PCC 模式的程度呈正相关关系	支持
	H2：线上医患交流次数与患者参与程度呈正相关关系	拒绝
	H3：线上医患交流次数与患者对医患沟通的满意度呈正相关关系	支持
	H4：线上医患交流次数与患者依从性呈正相关关系	支持
中介效应	H5：患者感知医生采取 PCC 模式的程度在线上医患交流次数与患者依从性之间起链式中介作用	支持
	H6：患者感知医生采取 PCC 模式的程度、患者对医患沟通的满意度在线上医患交流次数与患者依从性之间起链式中介作用	支持
	H7：患者感知医生采取 PCC 模式的程度、患者参与程度在线上医患交流次数与患者依从性之间起链式中介作用	支持
	H8：患者感知医生采取 PCC 模式的程度、患者参与程度、患者对医患沟通的满意度在线上医患交流次数与患者依从性之间起链式中介作用	拒绝

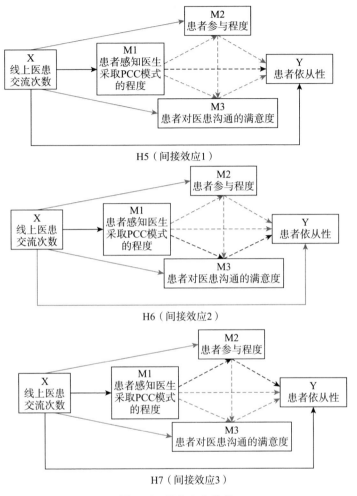

图 4-4　显著中介路径

四　线上医患交流的效果反思

本节探讨了线上医患交流平台中的医患沟通及其对患者满意度的影响，以及线上医患沟通因素作用于患者依从性的内在机制。结果显示，线上医患交流在提升医疗质量上具有重要潜能，尤其是患者感知医生采取 PCC 模式对于线上医患交流的效果和质量评价有着显著意义。

（一）线上医患交流的患者满意度

在对用户黏性的培养上，线上医患交流的患者满意度具有一定的影响。本研究发现，线上医患交流的患者满意度整体较高。如前所述，互联网情境作为医患交流的实践场域之一，具有巨大的潜力。尽管一些研究认为，非语言线索的消失可能不利于医患关系的发展和培养。但本节研究结果表明，互联网情境下非语言和情境线索的消除，缩小了医患之间的权力差异，为医患之间的平等交流和良好沟通打下了基础。同时，相比在线下就医场景中的紧张和仓促，线上医患交流过程赋予了患者更从容的时间和更多的机会表达自身的医疗信息和情感需求。而且，互联网医疗咨询平台中完善的患者反馈渠道，能够进一步促使医生出于对患者和自身利益的双重考虑，优化医患之间的信息传递过程，这使患者对医生采取 PCC 模式的感知程度也较高。遵循以患者为中心的沟通原则，可以迅速建立患者对医生的信任。当医生在咨询期间向患者提供有效信息和通过提供切实帮助满足患者不同阶段的需求时，患者更有可能对医患沟通有较高的信任度和满意度。线上医患交流作为线下问诊的补充渠道，给患者提供了另一种选择，能够较好地节约其时间成本，缓解其信息和情感焦虑，从而提升患者的满意度。

不过，在线上医患交流的过程中，如何增强患者的参与感是一大难点。基于这次调查的结果，我们并未能发现线上医患交流与患者行为参与之间的关系。尽管不少其他领域的研究发现，互联网技术特性让人们的参与意识得以增强，但在本研究中，互联网技术特性的优势并未使患者的参与程度实现显著提升。其主要原因可能包含以下两个方面：一方面，"以医生为中心"的沟通和护理模式长期在医疗体系中处于主导地位，部分患者群体可能出于诊疗习惯和对疾病知识的缺乏，更倾向于在医患关系中扮演被动角色，对于男性和老年群体而言尤其如此；另一方面，互联网医疗中存在一定的信息安全隐患，患者可能出于隐私顾虑而减少信息披露行为。鉴于患者参与对医患沟通效果的重要意义，针对这一困局的解决方案值得深入探讨。医生除了通过加强隐私保护减少患者的信息安全顾虑，还应注重以良好的沟通方式促进患者参与，鼓励和正面反馈患者的参与行为也可能带来一定的效果。

（二）以患者感知医生采取 PCC 模式为核心的链式中介效应

作为应用传播的一大分支，健康传播的最终目标在于健康行为的采纳和促进。在患者依从性提升问题上，本节验证了线上医患交流对健康行为促进的直接路径和间接路径同时存在。线上医患交流一方面能够直接提升患者依从性，另一方面可以借助三条不同的中介路径（通过患者感知医生采取 PCC 模式的程度的独立作用、通过患者感知医生采取 PCC 模式的程度与患者参与程度的共同作用、通过患者感知医生采取 PCC 模式的程度与患者对医患沟通的满意度的共同作用）对患者依从性产生间接促进作用。本节探讨的医患沟通不同要素之间的联系及其与患者依从性的相关性和以往研究结果相一致（Wanzer et al.，2004），不同之处在于本书更深入地解释了不同沟通要素在线上医患交流情境中作用于患者依从性的具体路径。

患者感知医生采取 PCC 模式的程度是在链式中介效应中较为核心的因素。以往的研究较为强调培训医生采取 PCC 模式，而缺乏从患者对这一服务的感知视角测量。本书提出患者感知医生采取 PCC 模式的概念，并对其进行本土化测量。清华大学临床医学院院长董家鸿曾总结，互联网和人工智能技术融入医疗实践为医疗赋能有四个维度：一是增强健康医疗服务能力；二是提升医疗服务效率和效益；三是优化医疗服务体验，增强医疗服务获得感；四是拓展医疗服务时域、空域和领域（凤凰网科技，2020）。强调患者对医生采取 PCC 模式的感知，对于优化医疗服务体验、提升医疗服务效益具有重要意义。同时，本节研究发现，在线上医患交流过程中，患者感知医生采取 PCC 模式的评分较高。已有的研究对线上医患交流的文本分析也证实，大多数线上医患交流的对话文本是较为和气和良性互动的（陈娟、高静文，2018）。这为线上医患交流在服务层面增强用户黏性和促进用户形成使用习惯奠定了基础。而线上医疗服务态度的提升也有可能倒逼线下医疗服务的改善，让医生和患者形成良好的交流氛围与效果，从而整体改善医患关系。

（三）中国情境下"以患者为中心"服务的开展与医患冲突的缓解

在中国情境下，医生采取 PCC 模式的程度不一定要以国际 PCC 模式为蓝本，而需结合中国实际情况予以考虑。中国医疗资源分布不均，部分医生工作负担重，这加大了"以患者为中心"理念强调的"医患共同决策"实现的难度。线上医患交流旨在促进分级诊疗，合理分配医疗资源，时间相对宽裕的网络医生有较大可能让患者感受到医生的善意，可充分回应患者对信息和情感的需求。有研究和事例表明，医生层面改善医患交流过程的小举措能在一定程度上减少患者的对立情绪，提高患者感知医生采取 PCC 模式的程度和就医满意度（屈英和、国宏钧，2004）。医生采取 PCC 模式表现在，在与患者的沟通中，积极回应患者的诉说（王方松，2006），充分利用比喻、拟人等修辞方法，用容易理解的方式描述抽象复杂的病情与治疗方案（张颖，2019），以及适当关心患者的情绪（陈娟、高静文，2018），等等。在不给医生增加过多沟通成本的前提下推进 PCC 理念，有助于缓解医患冲突，改善中国的医疗环境。

第二节　线上医患交流与医疗资源的双重流动逻辑[①]

除了上节提到的线上医患交流的直接与间接效果，当问诊实践从医院转移到非即时、非同步的线上空间时，医生和患者的主动性被激活，医患之间的关系被重塑，医疗服务实践空间得以拓宽，医疗资源得以在更为广泛的时空框架下流动和延展。线上的医疗资源流动存在怎样的特点？这种新型问诊服务模式能带来哪些资源的流动和权力关系的变迁？互联网在医疗领域

[①] 本节内容曾在"智媒赋能与数字治理：计算传播学 2022 年年会"上进行汇报分享，研究生李珍铭和香港中文大学博士后陈安繁为合作者。

的渗透是延续还是颠覆线下运转逻辑和权力关系？本节旨在通过对线上医患交流平台大数据的挖掘，呈现线上医患交流过程中患者寻求医疗资源的时空分布和资源流动，同时关注线上医患交流过程中医生的职称等级和名气热度与问诊量之间的动态关系。

一　医疗资源的线上分布与流动：本土性、外溢性和虹吸性

早在 2009 年，《中共中央 国务院关于深化医药卫生体制改革的意见》就指出，中国医疗资源，尤其是优质医疗资源，存在分布不均衡的现象。这种现象显著存在于区域之间，从地理空间格局上总体呈现"东高西低"的分布特征（辛冲冲等，2020）。同时，优质医疗资源较多集中在北京、上海、广州等一线城市。截至 2021 年末，北京拥有医疗机构 11552家、医院 733 家，其中三级医院 130 家、三甲医院 61 家（北京市卫生健康委员会，2023）。

在传统医疗服务的获取上，本地"就近原则"是较为重要的医疗行为决策准则。在本地看病不仅能减少患者远途奔波之苦，而且在急性和慢性疾病的救治与管理上具有明显的优势。中国基本医疗保险亦推行"就近原则"，鼓励居民在企业和居所所在行政单位的基本医疗保险指定医疗组织范围内挑选医疗机构就近就诊。然而，在医疗资源分布不均衡的大背景下，中国线下跨域就医就诊行为十分普遍。在面对较为复杂或严重的病症时，患者通常倾向于选择去更大的城市寻找更优质的医疗资源。患者的问诊行为存在空间"外溢性"，

体现在本地患者为了获取优质医疗资源和医疗信息服务，会跨地区流动，比如从小城市去省会城市寻医，或去医疗资源更为丰富的东南沿海地区就医。在患者受自身需求推动（push）外溢到其他城市就医的同时，一些优质医疗的牵引（pull）引发的虹吸效应也在促使医疗资源的偏向性流动。虹吸本是一种流体力学现象，指液体在压强作用下的互相流动。在医疗资源的流动上，虹吸效应体现在医疗资源向一些中心城市聚集，中心城市的医疗机构聚集了大量优质医疗资源，吸引了越来越多的外地患者来就医。传统医疗资源的本土性、外溢性和虹吸性，构成了中国本土医疗资源流动的重要特征。

线上医患交流自兴起之初便被寄予厚望，以解决部分地区"看病难、看病贵"等一系列难以解决的社会问题（蒋文峰、王文娟，2017）。线上医患交流去中心化和互联互通的特性有望打破时空界限，给予患者同等的医疗资源获取机会和更为广阔的医疗资源选择空间。相对于现实世界，线上医疗平台上优质医疗资源的可触及性对每个用户来说是均等的，这打破了线下医疗资源分布上的时空壁垒（熊丹妮等，2018）。在没有时空约束的线上问诊实践中，医疗服务是否突破了本土性、外溢性和虹吸性的模式，以及呈现何种新形态，是一个值得探讨的问题。在线上问诊实践中，患者的本土"就近"问诊趋势是否被削弱，不再受空间约束是否带来更多患者"外溢"，以及大医院是否因线上医患交流可及性的提升而体现出更强的虹吸效应，也是本节的研究问题。

二 医生职称等级的线上分布与流动：线性发展与"弯道超车"

医生人才是医疗资源中的重点要素，也是医疗机构的核心竞争力；医生水平的高低是患者择医时的重要考量因素之一（马弘新、黄秀清，2017）。医生的医学职称评定依据包括学历水平、工作经验和专业资格考试认证情况等，因此医生职称是医生专业知识的体现，能够衡量医生的专业能力水平（Yang et al.，2015b）。中国医生职称等级从低到高分别是住院医师、主治医师、副主任医师、主任医师。主任医师因具有丰富的临床知识和经验，往往成为众多患者就医的首选。大量研究结果显示，医生的职称等级（马弘新、黄秀清，2017）和医院级别（吴江、周露莎，2017b）对线下患者择医行为产生显著正向影响。因而，在传统的医疗环境下，医生的资历和职称是其名气、话语权和问诊量的主要影响因素。

在线上问诊情境中，高职称等级的医生在一定程度上延续了这一"线性优势"，但同时患者对医生的认识突破了"专业性"的单一维度，其他患者对医生的评价和反馈扩充了人们对医生单一和线性的评价体系。一些既有的研究发现，在线上医患交流平台上，除了高职称医生的问诊量大、推荐热度高（曾宇颖、郭道猛，2018），一些以患者为中心的回复速度快、口碑较好的低职称医生（如主治医师）对患者也有较大的吸引力，受到患者青睐（周露莎，2018；Liu et al.，2016）。在线问诊带来了医患交流模式的变化，传统的交流模式是以医生为主导的家长式交流，而线上消费式、咨询式及协商式医患交流模式更注重患者的参与感和主动性，医患之间的权力关系更趋于平等（曹博林，2021）。医患交流模式的拓展丰富了医患之间以疾病救治为目的的相处模式，"好医生"的评价标准也得以拓展。医生在线上问诊中以患者为中心的态度以及为患者提供的良好就医体验，也成为医生的一项"软实力"。Ring 和 Van de Ven（1992）曾指出，由于线上医患交流存在信息不对称和交易风险，医患双方必须衡量彼此的可信度。而医生的口碑和推荐热度对于建立患者的信任感、影响患者决策具有重要意义（Corritore et al.，2007）。已有研究发现，医生的推荐热度和服务声誉（杨致远等，2022）等属性会作用于患者对医生的信任感知，从而影响其择医行为。

同时，在线上问诊中，医生的个人页面和行为属性等信息也可以影响患者的信任度。不少研究探讨了医生主页个人介绍（曾宇颖、郭道猛，2018）、医生回复速度（陆泉等，2019）等对患者医疗问询决策的影响，而医生在个人页面发布科普文章所付出的"在线劳动"未得到足够多的关注。医生发布科普文章是其在线上问诊平台中一种额外的社区知识贡献，可以为普通用户提供与生理和心理健康、疾病、养生、运动、营养等有关的专业健康信息。这些科普文章大多是医生义务发布的健康信息，一般并非针对某一个体，而是该医生对常见疾病的介绍和诊疗建议，能为患者在问诊前或问诊后提供一定的信息参考。虽然在线上问诊平台提供"知识贡献"的医生并未直接从发布科普文章中获得经济收益，但科普文章可以让更多的患者通过信息检索的方式链接到该医生。科普文章可以让医生获得更高的曝光率，提高其可见度，专业的推文内容也能提高医生的权威性，一些患者可以通过阅读科普文章，与医生建立更多的联系，医生可以借此增强用户黏性（邓胜利、付少雄，2017）。有实证研究表明，医生的"发布文章数"对咨询量有显著的正向影响（陆泉等，2019）。

在医疗资源较为集中于职称等级较高医生的背景下，患者对医生的"体验评价"以及医生的"知识贡献"能否成为额外的因素，带来医生问诊量和话语权的流动，进而更大程度上使医疗资源得到更充分的配置和运用，这种结构性影响值得进一步深入研究。有学者对在线医生用户群体进行聚类分析，将之划分为四类，包括成长型用户、边缘服务型用户、头部流量用户和潜在头部用户。其中，成长型用户多为主治医师，这一类用户获得的患者投票数量、感谢信数量和心意礼物数量较少，但是他们能够活跃地参与问诊服务，回复速度较快，知识贡献较多，具有很大的成长空间，能在一定程度上进阶为潜在头部用户；边缘服务型用户多为具有一定职称但知名度较低，且参与线上医患交流意愿不强的医生群体；头部流量用户多为主任医师，其声誉热度、线上医患交流量远高于其他三类；潜在头部用户多为副主任医师，拥有较多线上医患交流量（张曼洋等，2022）。接下来，本研究将探讨不同职称等级医生在线上问诊中的回复速度、声誉热量、发布科普文章数等差异，同时探索作为成长型用户的主治医师在某种程度上成功进阶为潜在头部用户，跨越职称等级限制，取得问诊量及话语权上优势地位的可能性。

三　医疗资源流动分析的数据采集

　　本节量化数据采集自国内头部线上医患交流社区——好大夫在线。好大夫在线创立于 2006 年，是中国领先的互联网医疗平台之一，其服务内容包括医院/医生信息查询、图文问诊、电话问诊、远程视频问诊、门诊精准预约、诊后疾病管理、家庭医生、疾病知识科普等。截至 2022 年 6 月，好大夫在线收录了国内 10100 家正规医院 89 万余名医生的信息（澎湃新闻，2023）。本研究通过申请，获得该平台 2020 年所有患者问诊样本和医生的脱敏信息。每个患者问诊样本包含病例级别、病情详况、所处省份、所在城市、所询医生 ID 等数据，共有 1022241 个样本。医生脱敏信息包含个人 ID、职称、医院、科室、所处省份、所在城市、发布科普文章数、线上医患交流量、综合推荐热度。2020 年，好大夫在线共有 234033 名实名认证的医生。

　　由于对医疗资源线上分布与流动的分析须基于患者和医生的耦合数据，因此本研究采用 RStudio 的 Join 函数，通过识别患者和医生两个数据表共有的医生个人 ID 字段并进行合并，得到 1022241 条 "就诊患者—所诊医生" 的详细信息；在对患者所处省份、医生所处省份、医生所在城市等信息存在缺失的数据进行删除后，最终得到 981459 条数据记录。本研究对医生等级线上分布与流动的分析，主要基于医生数据表数据，删除医生职称为缺失值、极值以及 "僵尸号"（线上科普文章量 = 0，在线问诊量 = 0）的数据后，得到数据 64259 条。

　　本节对线上医患交流平台中患者和医生的相关变量进行赋

值，情况如下。

1. 省份地区

省份地区是患者数据表和医生数据表共有的数据列。本研究采用自动编码生成赋值，按省份名称拼音首字母从 A 到 Z 的顺序进行编码，除去台湾地区和香港、澳门特别行政区的数据，一共生成 31 个编码，安徽 =1，北京 =2，……。

2. 城市级别

所在城市是患者数据表和医生数据表共有的数据列。本研究依据《2022 年城市商业魅力排行榜》，将系统键入的医院所在城市分为 6 级：一线城市 =6，新一线城市 =5，二线城市 =4，三线城市 =3，四线城市 =2，五线城市 =1。

3. 医生职称

本研究选择好大夫在线平台中临床医师职称级别进行变量赋值，住院医师 =1，主治医师 =2，副主任医师 =3，主任医师 =4。

4. 医生服务年数

本研究将爬取数据时的年份与医生开通好大夫在线账号的年份差作为医生服务年数，计算公式如下。

$$Y = Y_p - Y_r$$

其中，Y 是医生服务年数，Y_p 是爬取数据时的年份（2020年），Y_r 是医生开通好大夫在线账号的年份。

5. 医生年均在线问诊量

在线问诊量是指医生回答患者图文咨询、电话咨询等各种形式的在线问诊的次数。本研究计算其在服务年数上的均值，公式如下。

$$C_a = \frac{C_z}{Y}$$

其中，C_a 是年均在线问诊量，C_z 是在线问诊总量，Y 是服务年数。

6. 医生年均科普文章数

在在线问诊中，医生可以通过撰写和发表医学科普文章，开展线上知识贡献行为。本研究通过将好大夫在线平台上每位医生发表的科普文章总数除以其服务年数，得出该医生年均科普文章数，公式如下。

$$W_a = \frac{W_z}{Y}$$

其中，W_a 是年均科普文章数，W_z 是科普文章总数，Y 是服务年数。

7. 医生年均好评礼物数

好评礼物总数是指医生自好大夫在线账号开通以来收到的鲜花数量、感谢信数量、投票数量的总和，计算公式如下。

$$G_z = G_h + G_x + G_p$$

其中，G_z 是好评礼物总数，G_h 是鲜花数量，G_x 是感谢信数量，G_p 是投票数量。

本研究同时计算医生自好大夫在线账号开通以来收到的好评礼物数年均值，公式如下。

$$G_a = \frac{G_z}{Y}$$

其中，G_a 是年均好评礼物数，C_z 是好评礼物总数，Y 是服务年数。

8. 医生回复速度

回复速度是指医生回复患者咨询的快慢程度，慢＝1，较慢＝2，正常＝3，较快＝4，快＝5。

9. 医生综合推荐热度

综合推荐热度是在线医疗社区内对医生推荐程度的五级制数字化体现。

另外，医疗资源流动的本土性、外溢性和虹吸性的具体测量方式如下。

本土性用本省患者于本省医院在线问诊的比例测量，计算公式如下。

$$B_t = \frac{B_s}{B_z} \times 100\%$$

其中，B_s 是在本省医院在线问诊的本省患者人数，B_z 是本省患者的总人数。

外溢性用本省患者于外省医院在线问诊的比例测量，计算公式如下。

$$Y_c = \frac{Y_w}{B_z} \times 100\%$$

其中，Y_w 是在外省医院在线问诊的本省患者人数，B_z 是本省患者的总人数。

溢出性和本土性是两个紧密相关的数值，二者之和是 100%。

$$B_t + Y_c = 100\%$$

虹吸性用外省患者于本省医院在线问诊的比例测量，计算公式如下。

$$H_x = \frac{H_w}{H_z} \times 100\%$$

其中，H_w 是在本省医院在线问诊的外省患者人数，H_z 是所有未在本省医院在线问诊的患者总人数。

本研究对患者省份编码和医院省份编码做差值处理：如果差值为 0，则代表本省患者于本省医院在线问诊，进一步赋值为 1；如果差值不为 0，则代表本省患者溢出至其他省份在线问诊或外省患者在本省医院在线问诊，结果编码为 0。在本土性计算过程中，本研究利用 SPSS 26.0 做差值编码和患者省份的频率统计，看各省份在"1"（本省患者于本省医院在线问诊）上的频数。在外溢性和虹吸性计算过程中，本研究利用 SPSS 26.0 做差值编码和医院省份的频率统计，看各省份在"0"（本省患者于外省医院在线问诊和外省患者于本省医院在线问诊）上的频数。

四 医疗资源流动分析的研究发现

（一）医疗资源的线上流动表现：本土性、外溢性、虹吸性

本研究根据数据分析结果，生成各省份线上问诊资源的本土性、外溢性、虹吸性表现的双向柱状图（见图 4-5）和各省份接收在线问诊患者总人数的堆叠柱状图（见图 4-6）。患者在

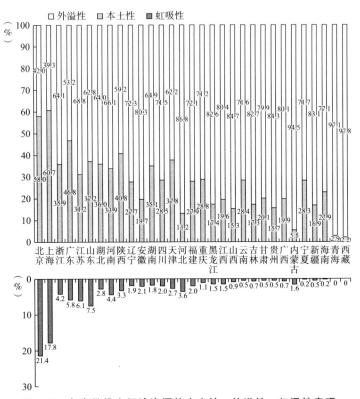

图4-5　各省份线上问诊资源的本土性、外溢性、虹吸性表现

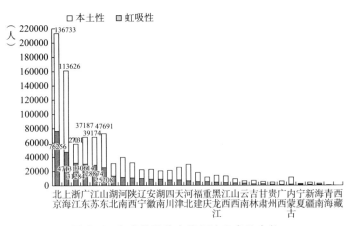

图4-6　各省份接收在线问诊患者总人数

线上问诊过程中向本省医生进行在线问诊的比例均值为26.8%，即约1/3的线上问诊服务用户向本省医生寻求问诊服务。其中，北京和上海的比例最高，分别达58.0%和60.7%，说明这两个地区均约有60%的居民会选择在线上问诊平台中寻求本省医生的问诊服务。此外，北京和上海的虹吸性数值亦较高，体现出北京和上海拥有丰富的医疗资源，在线上问诊中具有巨大的优势和吸引力。

北京、上海两大超一线城市的在线问诊具有高本土性、低外溢性、高虹吸性，也体现在其在线问诊患者的总人数远高于其他省份的在线问诊患者总人数。若将患者流动的城市终点做百分比统计（见表4-4），可发现北京、上海、广州、深圳等一线城市是在线患者的首选之地，占比超过总数的2/5（43.5%）。

表4-4　在线问诊患者的城市选择统计

单位：%

患者流动城市	一线城市	新一线城市	二线城市	三线城市	四线城市	五线城市
百分比	43.5	24.4	14.7	9.3	5.8	2.3

为了进一步探索在线问诊患者医疗资源寻求及流动的偏好，本研究使用SPSS 26.0对省份本土性和虹吸性数据进行K-Means聚类分析。聚类分析开始前，对数据进行归一化和百分制化，将所有数值控制在［0，100］。使用RStudio计算聚类数K分别取2类至6类时聚类效果的轮廓系数，在考虑轮廓系数的基础上选择表现较好、F检验显著高（$p<0.001$）且最有意义的分析结果，即基于4类的聚类结果，最终形成差异较为明显的在线

问诊患者流向的偏好城市聚类。使用 ANOVA 差异检验，结果显示其 Sig. 值均为 0.000，说明即便考虑各组存在组内差异，总体看来，4 个城市分类的差异也都是显著的（见表4-5）。

表 4-5　聚类结果与数值分布

	第一偏好城市类	第二偏好城市类	第三偏好城市类	第四偏好城市类
本土值	97.7	59.8	34.0	6.4
虹吸值	91.5	20.1	4.9	6.1
外溢值	2.3	40.2	66.0	93.6
个案数量	2	9	16	4
所属省份	北京、上海	浙江、广东、江苏、山东、湖北、河南、陕西、湖南、天津	辽宁、安徽、四川、福建、重庆、黑龙江、江西、山西、云南、吉林、甘肃、贵州、广西、宁夏、新疆、海南	河北、内蒙古、青海、西藏

根据聚类结果，北京、上海是在线问诊患者的第一偏好城市类所属省份，总体呈高本土值、高虹吸值、低外溢值的特征；浙江、广东、江苏等沿海省份和部分内陆省份是在线问诊患者的第二偏好城市类所属省份，总体特征为较高本土值、较高虹吸值、较低外溢值；其他省份则为第三偏好城市类和第四偏好城市类所属省份，具有较低或很低的本土值和虹吸值，而外溢值很高。在本书分析的 31 个省份中，具有高虹吸效应的仅有 2 个超大城市；既有一定外溢性又有一定虹吸性的省份有 9 个；以外溢性为主、本土性为辅，极少有虹吸性的省份有 16 个；而以外溢形式为主的省份有 4 个。这 4

种不同聚类勾勒出线上医疗资源在不同省份之间的不均衡分布和流动形态。

（二）医生职称的分布和流动表现：线性发展与"弯道超车"

本研究发现，在线问诊平台中经过实名认证且提供在线服务的医生多为副主任医师（占 34.2%）；主任医师和主治医师的数量次之，占比分别为 32.1% 和 26.9%；住院医师占比最少，仅为 6.8%（见表 4-6）。

表 4-6　好大夫在线医生用户的职称统计

单位：人，%

变量	住院医师	主治医师	副主任医师	主任医师
频数	4347	17302	21998	20612
百分比	6.8	26.9	34.2	32.1

本研究还对主治医师、副主任医师、主任医师进行年均在线问诊量、年均科普文章数、年均好评礼物数、回复速度和综合推荐热度进行了描述统计（见表 4-7）。主任医师的年均在线问诊量（M = 149.5，SD = 315.3）显著高于副主任医师（M = 120.0，SD = 277.7）及主治医师（M = 118.6，SD = 316.9），F（2，59909）= 67.2，$p<0.001$。主治医师和副主任医师的年均在线问诊量相近，无显著差异。主任医师的综合推荐热度（M = 3.4，SD = 0.4）略高于副主任医师（M = 3.2，SD = 0.4）及主治医师（M = 3.1，SD = 0.4），F（2，59909）= 2975.8，$p<0.001$。主任医师的年均好评礼物数（M = 21.4，SD = 53.6）显著高于副主任医师（M = 17.4，SD = 44.9）及主治医师（M =

11.8，SD＝30.4），F（2，59909）＝223.6，p<0.001。主任医师的年均科普文章数（M＝3.4，SD＝22.7）略高于副主任医师（M＝3.2，SD＝21.0）及主治医师（M＝3.0，SD＝13.5），组间差异不显著。在回复速度上，主治医师（M＝4.2，SD＝1.2）显著快于副主任医师（M＝4.0，SD＝1.3）及主任医师（M＝3.8，SD＝1.4），F（2，59909）＝148.3，p<0.001。由此可见，职称等级越低的医师，回复速度越快。总体而言，主任医师的年均在线问诊量、年均科普文章数、年均好评礼物数、综合推荐热度均为最高，是患者择医行为的聚焦对象。主治医师具有更快的回复速度，其与副主任医师在年均在线问诊量上没有明显差异。

表 4-7　各职级医生描述统计

变量	主治医师		副主任医师		主任医师		F 值
	均值	标准差	均值	标准差	均值	标准差	
年均在线问诊量	118.6	316.9	120.0	277.7	149.5	315.3	67.2***
年均科普文章数	3.0	13.5	3.2	21.0	3.4	22.7	2.4
年均好评礼物数	11.8	30.4	17.4	44.9	21.4	53.6	223.6***
回复速度	4.2	1.2	4.0	1.3	3.8	1.4	148.3***
综合推荐热度	3.1	0.4	3.2	0.4	3.4	0.4	2975.8***

注：*** $p<0.001$。

为深入探索年均科普文章数和回复速度等对医生年均在线

问诊量的影响，本研究对主治医师、副主任医师、主任医师分别开展线性回归分析。因变量为年均在线问诊量，自变量分别为年均科普文章数、年均好评礼物数、回复速度、综合推荐热度。回归结果如表4-8所示。

表4-8 年均在线问诊量模型线性回归结果

变量	主治医师		副主任医师		主任医师	
	系数	显著性	系数	显著性	系数	显著性
年均科普文章数	0.184	0.000	0.085	0.000	0.070	0.000
年均好评礼物数	0.463	0.000	0.673	0.000	0.720	0.000
回复速度	0.078	0.000	0.046	0.000	0.047	0.000
综合推荐热度	−0.073	0.000	−0.082	0.000	−0.025	0.007
F值	404.454		1471.116		2105.450	
R^2	0.238		0.415		0.511	

注：因变量为年均在线问诊量。

调整后，主治医师、副主任医师、主任医师三者年均在线问诊量的 R^2 分别为0.238、0.415、0.511，模型的拟合性较好。回归结果显示：①医生的年均科普文章数对年均在线问诊量有正向影响，且主治医师的年均科普文章数对年均在线问诊量的影响比副主任医师、主任医师的年均科普文章数对年均在线问诊量的影响更大（主治医师＞副主任医师＞主任医师，0.184＞0.085＞0.070）；②医生的年均好评礼物数对年均在线问诊量有显著的正向影响（主治医师＜副主任医师＜主任医师，0.463＜0.673＜0.720）；③医生的回复速度对年均在线问诊量产生一定的正向影响，且主治医师的回复速度对年均在线问诊量的影响比主任医师、副主任医师的回复速度对年均在线问诊量的影响更大（主治医师>主任医师>副主任医师，0.078>0.047>0.046）。

五　延续还是拓展：线上医患交流的资源流动逻辑

"去中心化"的互联网在传统医疗领域的渗透，是延续线下医疗资源流动的逻辑和等级关系，还是形成了新的线上医疗资源流动形态？针对这一问题，本研究通过对64259名线上问诊医生及100余万条线上问诊记录的分析，呈现了在线医疗平台中医疗资源流动的双重逻辑：既遵循线下"固化流动"的逻辑，又呈现基于网络空间实践的"液态流动"形态。其中，"固化流动"体现在线上问诊沿承了患者对一线城市优质医疗资源的偏好，以及高职称等级医生相应地获得了更多患者问诊量和热度资源。而"液态流动"体现在线上问诊拓展了患者的线上寻医问诊轨迹，使其兼具"本土"和"外溢"两重轨迹；同时低职称等级医生可以通过提升患者体验和做出知识贡献，获得跨越等级限制的资源和热度。基于此，本研究一方面验证了线下医疗领域的运转逻辑在线上问诊情境中的延续，另一方面挖掘出互联网环境下的新型运转逻辑，这些逻辑可以在一定程度上使低职称等级医生实现"弯道超车"，获得较大的在线问诊量。

从本节的研究发现来看，在线问诊患者医疗实践整体与线下问诊模式表现出类似的结构，延续了线下问诊的逻辑。从患者流动来看，超一线城市以及东部、南部地区线下医疗资源较为丰富的省份，受到在线问诊用户的更广泛选择。超一线城市以及东部、南部地区的虹吸效应明显，大量在线问诊用户涌入其中。在线问诊用户聚集在这些地区的原因，一方面是这些地区的优质医疗资源较为丰富，另一方面是这些地区政府与企业对互联网医疗的重视和推进（熊丹妮等，2018）。医院体系内的三甲医院存在虹吸效应，直接影响了医疗服务体系的资源配置和运行效率（申梦晗、李亚青，2021），带来了大城市医院资源获取和分配的马太效应，也给分级诊疗等医疗实践带来巨大的挑战，成为医疗改革中的难点和痛点。

此外，在线问诊基于网络空间的"脱域性"和医疗服务的"在地性"，也在问诊选择的本土性或外溢性上呈现显著的差异。在线问诊的本土化问诊量占 1/3 左右，跨区域问诊量占 2/3 左右。在一部分人看来，"脱域"的互联网问诊服务本身对地理位置不存在依赖性，而且正因为摆脱了地理空间的限制，人们可以在问诊决策中着重考虑其他因素。而在另一部分人看来，在线问诊是为线下就诊"打前站"，在线问诊具有转介到线下问诊的可能性，这使患者更倾向于在线问诊本地的医生专家。因而，在线问诊因其医疗属性以及医疗资源分布的特殊性，兼具"本土"和"外溢"两重特质。

与此同时，线下医生等级优势也延续到线上空间，主任医师一般有更高的咨询热度和更多的线上问诊量。但值得注意的是，在传统"医生等级—资源"线性逻辑之外，在线问诊也为较低职称医生提供了"弯道超车"的机会。本研究发现，在线问诊的医生中，主治医师一般会有更快的响应速度。主治医师注重与线上患者形成良好的沟通关系，注意建立个人口碑，凭借在问诊服务和患者体验上的优势，往往也能获得较高的咨询热度和较多的线上问诊量。本研究还发现，虽然主治医师由于职称较低和经验较少等，整体发布的科普文章相对略少，但发布科普文章数量与主治医师的在线问诊量有显著的正相关关系，且影响系数高于副主任医师和主任医师。职称较低的医生可以通过其他"在线劳动"，获得更多的曝光，展现自身的专业水平，提升与潜在患者的链接性，突破医生等级的限制。在传统"职称等级越高，患者越多"的逻辑之外，主治医师可以通过提升问诊服务体验，做出其他知识贡献，从成长型医生晋升为潜在头部医生，享受互联网"去中心化"的红利。而主治医师在线上获取的口碑和名气也会在一定程度上影响线下的问诊量，同时问诊量的增加能提升其在所在单位和部门的名气，形成"医生等级—资源"线性逻辑之外的另一股力量。医生在专业技能之外的患者沟通服务理念，如"以患者为中心"理念在问诊实践中的贯彻和执行，将在一定程度上影响医疗服务提供模式和医患交流方式的变迁。

本章通过对在线问诊数据的挖掘，探索了在线医疗平台中遵循线下运转逻辑的"固化流动"及基于网络空间的"液态流动"实践。"固化流动"体现在沿承了患者对一线城市优质医疗资源的偏好，以及高职称等级医生相应地获得更多患者和热度资源。而"液态流动"体现在拓展了患者在线上寻医问诊的轨迹，使其兼具"本土"和"外溢"两重需求；同时低职称等级医生可以通过提升患者体验和做出知识贡献，获得超越职称等级限制的资源和热度。本研究的理论意义在于提出在线问诊对医疗资源流动的影响，验证固态流动与液态流动的同时存在。本研究的实践意义在于引导在线问诊合理配置医疗资源，缓解线下医疗压力与困境，更广泛地发挥在线问诊的优势。

第五章 线上医患交流的多重意义与运用

第一节 线上医患交流中的患者参与与共同决策[①]

线上医患交流这种新型的医患互动模式，不仅提升了医疗服务的可达性和便捷性，还对提升患者参与度具有重要的意义。传统的医疗模式往往将患者视为被动接受者，医生或其他医疗人员通常扮演决策者的角色，主要提供他们认为必要和有益的信息及治疗方案（Chin，2002）。这种模式容易限制患者的主动参与，使他们在医疗决策中很少发声，也较少参与决策过程（Street Jr and Millay，2001）。然而，线上医患交流为患者提供了全新的互动方式，极大地促进了患者的主动参与。在线上环境中，患者可以不受时间限制地充分表达自己，可以文

[①] 关于本节的完整内容，可阅读发表于期刊 *Journal of Medical Internet Research* 的论文 Patient Activeness during Online Medical Consultation in China：Multi-level Analysis。

本的形式展开陈述，而不会被医生或其他患者打断（Lee and Zuercher，2017；Wu and Lu，2017）。对于那些在面对面交流中可能会感到紧张或害羞的患者，线上交流提供了一个更自由、无压力的环境，使他们能更轻松地分享个人感受和健康问题。线上医患交流对患者参与的促进还在于，它能够使患者在咨询过程中实时访问互联网资源，为他们在医患对话中提供更多的信息支持（Jiang et al.，2020；Jiang，2019b）。这种信息的可获取性和交流的灵活性，有助于将传统的医患关系从家长式管理关系转变为更加平等的伙伴关系（Cegala and Post，2009）。

患者参与被视为现代医疗中"以患者为中心"理念的关键组成部分。患者参与涵盖从治疗前的信息搜索和健康监测，到治疗过程中与医护人员的积极互动，以及治疗后对治疗效果的关注和生活习惯的调整（徐筱蕾等，2018）。当患者在医疗过程中承担更积极的角色时，他们通常会更满意治疗过程和结果（Street Jr et al.，2007；Street Jr，2003）。患者参与的形式可以根据患者主导程度的不同而分为主动型、共享型和被动型，其中主动型和共享型尤其体现了患者赋权的意涵（焦剑、Timothy，2019），同时强调了患者在决策上的参与权（Eldh，2006）。通过与医生线上互动，患者能够获得更丰富的健康知识，并增强对自身健康状态的控制感。这种参与不仅可以使医患双方对彼此的理解更加深入，还有助于他们共同做出更高质量的医疗决策。

本节的数据源自一个第三方在线医疗咨询平台（以下用 A 平台代称）。它是一家领先的在线医疗服务提供商，成立于 2005 年，为 610000 多名患者提供过服务，涉及 1.7 亿名医生。

为更好地呈现患者参与状况，本节采用了多阶段抽样的方法。首先，根据线上医患交流涉及的疾病流行程度，选择前10名疾病专科（分别为皮肤科、妇科、儿科、内分泌科、中医科、妇产科、泌尿科、口腔科、精神病科、普通外科），并在每个疾病专科内随机选择30名医生。随后，检索2019年5月至2020年5月这300名医生的线上医患交流记录，共获得40505名患者的57378次问诊记录。若患者在样本中有不止一个咨询订单，则保留患者的首次咨询记录。这些数据仅在咨询平台所在公司服务器上运行，且数据分析过程进行匿名化处理。该研究方案获得了伦理审查委员会批准。

在具体的数据分析中，本节采用分层数据逻辑进行分析。患者数据嵌套于医生及其所在的诊室中。因此，40505份问诊记录作为研究的第一层，其中包括患者特征和问诊行为数据；而300份医生数据作为研究的第二层。患者参与度通过患者参与评分（Patient Participation Score，PPS）衡量，PPS表示线上医患交流期间患者话语占医患沟通总话语的比例。计算PPS的公式如下。

$$PPS = n\frac{n}{(n+m)}$$

其中，n 和 m 分别指每次问诊的患者问题数量和医生回答的数量。鉴于PPS从0.00到125.73的分布非常偏斜，因此对每个分数使用对数变换：$f(x) = \ln(x+0.01)$，这样将分数的可变性降低到 $[-4.61, 4.83]$，表示为logPPS。

第一层变量主要包含患者人口统计学特征和咨询行为特征因素。患者人口统计学特征包括年龄和性别，咨询行为特征包括患者等待响应时间、患者发起咨询和患者咨询花费。患者等待响应时间是指在开始咨询后，他们需要等待医生响应的时间。患者等待响应时间以秒为单位测量，然后转换为log10：f（x）= log10（x）。患者发起咨询被编码为哑变量，即对话是由患者还是由医生发起（患者＝是，医生＝否）。此外，A平台上的在线咨询服务通常是收费的，但也有一些是免费的，以促进服务尝试。因此，患者咨询花费也被编码为哑变量，即付费＝是，免费＝否。

医生层面的因素被视为第二水平变量，以调查群体异质性对患者参与的影响，包括医生的人口统计学特征和职业特征。人口统计学特征变量包括年龄、性别和职称。职业特征包括医生在线咨询量和医生在线咨询费，反映医生在A平台上的受欢迎程度及专业表现。医生在线咨询量是指在线咨询医生的患者数量。由于在线咨询量从3到3916不等，因此将其转换为以10为底数的对数值，范围为0.48～3.59。在线咨询费被记录为定序变量，从0（0元人民币）到6（不低于51元人民币）不等。此外，由于300名医生来自10个不同的科室，本节将科室相关因素视为第三水平变量，将10种不同的专业编码为定类变量进行分析。

在统计方法上，本节使用多水平回归分析法，分析嵌套研究设计数据。一般来说，多水平回归分析被认为有助于在更高层次上对环境因素的可能贡献进行建模。最初的分析包括一个三级模型，其中包括患者（一级）、医生（二级）和疾病专科（三级）。为了确定较高层级是否对解释数据至关重要，本节估计了组内相关系数（ICC，表示为ρ），这表明结

果变量中有多少变化可以通过组间差异解释。ICC 的范围为 0
到 1，数值越大，表示组间差异越大。统计学家建议，0.059
的方差可以用作经验标准，以确定组间差异是否大到足以被
视为高于平均值（Cohen，1988）。而本节的数据分析结果显
示，在疾病专科层面，ICC 系数 e 被评估为 0.018，这表明疾
病专科层面组间差异不明显，聚集效应水平相当低。但约
13% 的变异归因于医生层面的变异 [$\rho = (0.017+0.105)/$
$(0.017+0.105+0.848) = 0.126$]。因此，本节决定采用两个
层次的分析，忽略疾病专科层次，将患者层面的数据嵌套在
医生层面的数据中。

在具体分析中，本节首先使用单变量回归分析每个预测因
子对结果变量的影响。其次，在嵌套模型中逐步纳入两个水平
的预测因子，用多元回归分析检验每个预测因子的相对贡献。
对于每个自变量，方差膨胀因子均低于 1.80，这表明自变量之
间的共线性可以忽略，而不会出现多重共线问题。此外，本节
还确定了可能影响患者参与的医生和患者层面因素之间的几个
跨层面互动。例如，患者等待响应时间应与医生在线咨询量相
关，患者发起咨询应与医生性别相关，患者咨询花费应与医生
在线咨询费相关。在交互作用分析过程中，当多水平模型包含
交互作用时，解释变量的中心化是有利的，因为它提供了对交
互作用术语的清晰解释，并促进了计算和收敛（Hox et al.，
2017）。因此，本研究对参与相互作用的每个变量进行了一次总
体平均居中处理，即从所有值中减去平均值。所有统计分析均
使用 R，3.6（cran. r-project. org）。

数据分析结果显示，在 40505 名患者中，女性患者（占

69.27%）是男性患者（占 30.73%）的 2 倍多。患者平均年龄为 24.35 岁（SD = 14.98）。300 名医生的年龄从 28 岁到 69 岁不等，平均年龄为 44.38 岁（SD = 8.94），女性医生（占 54.33%）略多于男性（占 45.67%）。约 1/3（32.33%）的医生为主治医师，近 2/3 的医生拥有主任医师（27.00%）或副主任医师（34.67%）的高级职称。大部分咨询（84.40%）是由医生发起的。患者等待响应时间平均为 16155.33 秒（SD = 21472.44），约为 4.5 小时。大约 1/4（24.24%）的患者接受了免费咨询。在 300 名医生中，19.00% 的医生不收费，大多数医生收费 1~50 元，10.00% 的医生收费不低于 51 元。医生的平均在线咨询量达到 200.94（SD = 368.39）（见表 5-1）。

表 5-1　一级、二级、三级变量的特征

特征			统计量
患者层级的特征（N = 40505）			
患者人口统计学特征	年龄，平均值（SD）		24.35（14.98）
	性别，N（%）	男性	12448（30.73）
		女性	28057（69.27）
患者咨询行为特征	患者等待响应时间（seconds），平均值（SD）		16155.33（21472.44）
	患者发起咨询，N（%）	是	6318（15.60）
		否	34187（84.40）
	患者咨询花费，N（%）	是	30685（75.76）
		否	9820（24.24）

特征			统计量
医生层级的特征（N＝300）			
医生人口统计学特征	年龄，平均值（SD）		44.38（8.94）
	性别，N（%）	男性	137（45.67）
		女性	163（54.33）
	职称，N（%）	主任医师	81（27.00）
		副主任医师	104（34.67）
		主治医师	97（32.33）
		其他	18（6.00）
医生职业特征	医生在线咨询量，平均值（SD）		200.94（368.39）
	医生在线咨询费，N（%）	0 元	57（19.00）
		1~10 元	12（4.00）
		11~20 元	94（31.33）
		21~30 元	52（17.33）
		31~40 元	12（4.00）
		41~50 元	43（14.33）
		≥51 元	30（10.00）
疾病专科（N＝40505）			
皮肤科			7975（19.69）
妇科			6840（16.89）
儿科			5017（12.39）
内分泌科			3982（9.83）
中医科			3942（9.73）
妇产科			3263（8.06）
泌尿科			2918（7.20）
口腔科			2562（6.33）
精神病科			2516（6.21）
普通外科			1490（3.68）

医生和患者层面变量的相关矩阵及其对 logPPS 的单变量影响如表 5-2 所示。预测变量之间没有强线性相关性。在双变量模型中，除医生年龄，几乎所有因素的影响均显著（$p <$ 0.001）。因此，多水平回归分析的下一步是将它们全部作为预测因子。此外，尽管年龄在单变量分析中没有显著的影响，但以往的研究发现医生的年龄常与线上医患交流平台的使用有关，本节模型亦将医生的年龄作为一个控制变量。

在数据分析中，本节采用最大似然估计进行两级回归分析，以模拟患者和医生因素与患者参与线上医患交流的关系。如表 5-3 所示，空模型的截距被首先用作基准模型，并与其他模型进行比较，以检查医生级别内的聚类效果。在该模型中，空模型的截距为 0.69，可以简单地解释为两个水平（医生和患者）的因变量（logPPS）的平均值。患者层面的残余误差方差为 0.84，医生层面的残余误差方差为 0.122。当 ρ = 0.122/（0.122+0.848）= 0.126，ICC 与上述三级模型的 ICC 相同。

表 5-3 中的模型 A 包括一级因素，如患者人口统计学因素和咨询行为因素。具体而言，在控制年龄和性别之后，将这些咨询行为因素视为解释变量，它们在患者参与水平上具有随机斜率。作为简化随机坡度模型的一种方法，本节通过假设随机效应（截距和斜率）是独立的，去除截距和斜率之间的相关性。结果显示，所有一级因素均与患者参与显著相关。在模型 A 中，患者等待响应时间（β = −0.19，$p <$ 0.001）与患者参与呈负相关，而患者发起咨询（β = 0.83，$p <$ 0.001）和患者咨询花费（β = 0.49，$p <$ 0.001）对患者参与有积极影响。

表 5-2 研究变量的单变量回归结果和相关性矩阵 (N=40505)

变量	单变量回归	相关性矩阵								
	logPPS	1	2	3	4	5	6	7	8	9
1. 患者年龄	-0.002***	1								
2. 患者性别	0.040***	0.250***	1							
3. 患者等待响应时间	-0.210***	-0.020***	0.030***	1						
4. 患者发起咨询	0.920***	-0.030***	-0.020**	0.060***	1					
5. 患者咨询花费	0.490***	0.020***	-0.040***	-0.080***	0.110***	1				
6. 医生年龄	0.000	0.070***	0.040***	0.120***	0.030***	0.230	1			
7. 医生性别	0.300***	0.030***	0.260***	0.010**	0.030***	-0.020**	0.010	1		
8. 医生在线咨询量	-0.080***	-0.030***	0.060***	0.000	0.020***	0.300***	0.390***	0.070***	1	
9. 医生在线咨询费	0.010***	-0.060***	-0.050***	0.050***	0.060***	0.460***	0.340***	-0.060***	0.520***	1

注: * $p<0.05$, ** $p<0.01$, *** $p<0.001$。

表 5-3　包含患者和医生层面因素的患者参与多层次模型

模型	空模型	模型 A	模型 B	模型 C
变量	系数（标准差）	系数（标准差）	系数（标准差）	系数（标准差）
截距	0.69（0.02）***	0.83（0.02）***	0.76（0.10）***	0.75（0.10）***
患者层级（N = 40505）				
患者年龄		-0.00（0.00）***	-0.00（0.00）***	-0.00（0.00）***
患者性别		0.06（0.01）***	0.06（0.01）***	0.06（0.01）***
患者等待响应时间（WaiTime）		-0.19（0.01）***	-0.19（0.01）***	-0.17（0.01）***
患者发起咨询（IntCon）		0.83（0.02）***	0.83（0.02）***	0.83（0.02）***
患者咨询花费（CosSev）		0.49（0.02）***	0.49（0.02）***	0.52（0.03）***
医生层级（N = 300）				
医生年龄			0.00（0.00）	0.00（0.00）
医生性别（PhyGdr）			0.09（0.04）*	0.09（0.04）*
医生在线咨询量（PhyVol）			-0.10（0.04）**	-0.10（0.04）**
医生在线咨询费（ConFee）			0.02（0.01）*	0.03（0.01）**
水平间互动				
WaiTime×PhyVol				0.05（0.02）*
IntCon×PhyGdr				-0.08（0.03）*
CosSev×ConFee				0.03（0.01）*
AIC	108980.9	101984.3	101979.1	101969.6
Deviance	108974.9	101962.3	101949.1	101933.6

注：* $p<0.05$，** $p<0.01$，*** $p<0.001$。

模型 B 在模型 A 的基础上增加了第二水平的因素。结果表明，模型 B 的偏差较小，拟合较好（$\chi^2 = 13.2$，df = 4，$p <$

0.05）。在模型 B 中，除年龄，所有与医生相关的变量均对患者参与有显著的影响。在性别方面，与女性医生交流的患者（$\beta = 0.09$，$p < 0.05$）在患者参与测量中得分较高。医生在线咨询量（$\beta = -0.10$，$p < 0.01$）与患者参与呈显著负相关，而医生在线咨询费（$\beta = 0.02$，$p < 0.001$）与患者参与呈显著正相关。此外，模型 B 中每个患者水平变量的回归系数与模型 A 中的回归系数相同。

表 5-3 中还显示了模型 C 中患者和医生之间跨层次互动的估计值。患者和医生层面变量的直接影响是显著的，与模型 B 中的直接影响大致相同。偏差差异检验产生的卡方检验为 15.5（$df = 3$，$p < 0.01$），表明应首选模型 C。三种相互作用均显著（$p < 0.05$），WaiTime×PhyVol、IntCon×PhyGdr 和 CosSev×ConFee 的系数分别为 0.05、-0.08 和 0.03。

为了更好地说明患者等待响应时间（WaiTime）和医生在线咨询量（PhyVol）对患者参与的交互作用，我们将医生在线咨询量分为低、中、高三类。如图 5-1 所示，医生在线咨询量（$\beta = 0.05$，$p < 0.05$）对患者等待响应时间和患者参与之间的负相关关系起到负调节作用。等待响应时间较长的患者参与评分较低，即患者等待响应时间越长，其积极参与的可能性越小。而如果他们等待的医生有更多的在线咨询量，那么相比等待那些在线咨询量少的医生而言，患者的积极性更低。

在 IntCon×PhyGdr 的互动中，图 5-2 表明，患者发起咨询与患者参与之间的积极关系受到医生性别的负面影响（$\beta = -0.08$，$p < 0.05$）。一般而言，患者在由他们发起的咨询中的参与率明显较高。但相对而言，当医生发起对话时，女性医生比

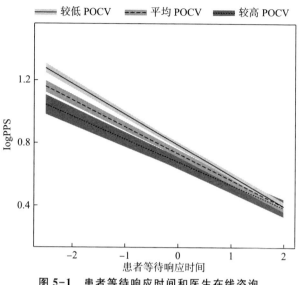

图 5-1　患者等待响应时间和医生在线咨询
量对患者参与的交互影响

注：平均 POCV 是医生在线咨询量的平均值。采用平均
POCV±标准偏差，计算较高 POCV 和较低 POCV。

男性医生更多地让患者参与其中。

图 5-3 显示，医生在线咨询费正向调节了患者咨询花费与
患者参与之间的正相关关系（$\beta = 0.03$，$p < 0.05$）。这显示出，
支付咨询费用的患者更有可能积极参与。而且，医生在线咨询
费用越高，付费患者的积极参与程度越高。

此外，基于以上包括患者和医生层面因素的多水平研究设
计结果，可以发现参与线上医患交流的患者年龄会影响他们的
参与。这与之前的研究相呼应，这些研究发现老年患者对"数
字世界"感到恐惧或缺乏信心（Vaportzis et al. , 2017）。此外，
老年患者更可能相信并遵循医生的指示，因为他们通常将医生
而不是他们自己视为对医疗决策负责的人（Degner and Sloan,

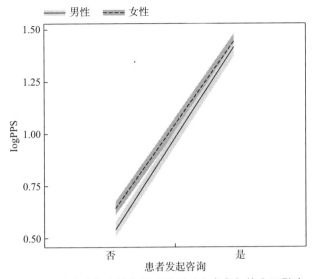

图 5-2　患者发起咨询与医生性别对患者参与的交互影响

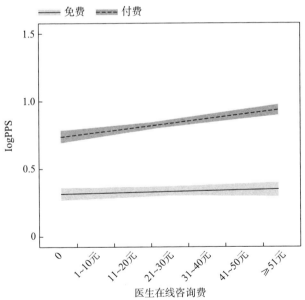

图 5-3　患者咨询花费与医生在线咨询费对患者参与的交互影响

1992）。此外，女性患者更有可能积极参与线上医患交流过程。这些结果与医疗领域的其他性别研究一致。受男性气质影响（Vaportzis et al.，2017）或由于不善沟通（Street Jr，2002），男性经常较少参与医疗决策。然而，其实男性和老年患者并不一定没有能力或不愿意积极参与。如何发动与鼓励更多的男性和老年患者积极参与线上医患交流过程，值得未来进一步探究。

此外，等待响应时间、是否发起咨询和咨询花费是影响患者参与的重要因素。调查显示，在线上医患交流中，患者等待医生回复的平均时间约为 4.5 小时。由于大多数线上医患交流是以异步和不连续的方式进行的，反应迟钝和不及时的医生可能会妨碍患者充分参与（Wu and Lu，2017）。此外，患者在线上医患交流期间发起咨询与他们的参与呈正相关关系。在传统的医疗环境中，医生往往主导谈话，导致对话通常由医生发起。线上医患交流为患者提供了启动沟通的选择。发起对话的患者可能更清楚自己在共同决策中的作用，从而更积极地参与。而线上医患交流的咨询费用也会影响患者参与。与免费咨询的患者相比，付费咨询的患者更有可能参与线上医患交流。这可能是因为他们的感知投入更大，期望获得更好的结果（Wu and Lu，2018）。付费咨询的患者可能会更积极地参与甚至主导与医生的互动过程，以达到高质量问诊的目的并做出更好的医疗决策。

数据分析结果还显示，医生的人口统计学特征和职业特征也与患者参与相关。与女医生沟通的患者可能会更积极地参与线上医患交流咨询过程。一些定性研究检验了专业人员建立理解和融洽关系的沟通努力如何鼓励患者参与（Ruiz-Moral，

2010）。女性医生往往问诊时间更长，参与更多的伙伴关系建设，对健康的社会心理因素更感兴趣（Street Jr，2002），这使患者能够更多地参与线上医患交流过程。此外，医生的在线咨询量大虽然是受欢迎和经验丰富的表现，但同时可能会让一部分患者默认这样的医生较为受欢迎，其问诊时间有限，从而无法与患者深度交流，而这往往会抑制患者更积极地参与。虽然许多患者倾向于向治疗过更多患者的经验丰富的医生进行咨询（Burkle and Keegan，2015），但患者对医生可能没有时间与特定患者沟通的感知，会妨碍他们积极参与线上医患交流。此外，线上医患交流中也存在价格效应：免费咨询时，患者参与水平相对较低；咨询费越贵，患者参与率越高。

　　本节揭示了影响线上医患交流中患者参与的动态因素。患者特征、医生特征和咨询行为构成了影响患者参与的三重因素。在线上医患交流中，缩短患者等待时间会鼓励患者更多地参与，不过为了促进更多患者使用而提供免费咨询可能无法真正促进患者参与。

第二节　线上医患交流在污名化疾病
领域的运用与效果[①]

　　线上医患交流的另一个重要意义是为社会污名化疾病患者提供另一种就诊可能性。社会污名指对某些疾病或状况的负面

---

　　①　研究生支冰洁对本节的撰写有所贡献。本节相关数据分析可参见 Linking Young Men Who Have Sex with Men（YMSM）to STI Physicians：A Nationwide Cross-sectional Survey in China 一文。

标签或刻板印象，这通常会导致患者感受到羞耻、隔离或歧视。这类疾病包括精神健康疾病、性传播疾病、慢性病或任何被社会视为不适的健康状况。传统的面对面医疗服务可能会让患者因担心被人识别和评判而犹豫是否寻求必要的帮助。线上医患交流提供了一个私密和可控的环境，使患者能够在不暴露个人身份的情况下寻求咨询和治疗。这种交流方式的匿名性或半匿名性可以减少患者的社交焦虑和羞耻感，鼓励他们更开放地讨论自己的症状和经历，从而获得更准确的诊断和更有效的治疗建议。本节主要关注线上医患交流在艾滋病/性病等污名化疾病诊疗方面的效果。

一　污名化疾病的社会性形成与影响

"污名"这一理论框架最初于 1964 年由美国社会学家戈夫曼（E. Goffman）提出。他阐述了个体或群体由于拥有某些"偏离社会规范"的特性而在社会环境中受到"贬值"的现象。社会对这些成员表现出的疏离、敌对等行为和态度，便是污名化（stigmatization）的具体体现，也就是我们所说的歧视（discrimination）。桑塔格（2003：6-10）指出，在早期，结核病与癌症被赋予一种神秘的外衣；由于人类的认识不足以及缺乏有效的治疗方法，结核病被认为是一种悄无声息、无情夺走生命的"盗贼"，癌症也成为代表死亡的侵略者；这些标签不仅引发了人们对受病魔侵袭者的同情，也激发了社会对他们的歧视；而当艾滋病出现时，社会对它的隐喻不局限于癌症式的"侵入"，还扩展到"污染"的层面。在这种视角下，疾病被描绘为邪恶的象征，其隐喻暗含了对患者的刻板印象和负面评价。

在污名化疾病中，性传播疾病（Sexually Transmitted Diseases，STDs）的污名化是一个全球性问题。对性传播疾病的污名主要来源于对性行为的社会和文化观念，以及对患者行为的道德评判。在许多社会中，性行为被认为是私密且敏感的话题，因此与性相关的健康问题往往被看作不宜公开讨论的隐私问题。这种观念加上某些群体将性传播疾病视为"自找"的后果（认为患性传播疾病是由于个人道德败坏或不当行为），共同形成了对此类疾病的社会污名。Herek 和 Capitanio（1998）认为，污名可分为工具性污名和符号性污名。工具性污名来自自我防御，如害怕被病人传染等；符号性污名则涉及主观情感，主要来自对患者的道德判断（王沛等，2008）。工具性污名的存在可能会致使医生在治疗中无法真正触达患者的问诊诉求；符号性污名则可能会不利于医患沟通关系的良性发展，损害患者的就医体验。

艾滋病长期被贴上污名标签，有两方面原因：一方面，艾滋病的高致死性和显著的传染性引发了广泛的社会恐惧（曹晓斌等，2005）；另一方面，对艾滋病的了解不足使其在公众意识中与卖淫、嫖娼、吸毒、同性恋及性乱等行为相联系，从而导致艾滋病毒感染者被视为道德品质有亏的象征。此外，社会对性话题的普遍回避，加上媒体的不恰当报道，进一步加剧了艾滋病的污名化，为针对艾滋病毒感染者的歧视提供了土壤（张有春、李晓林，2005）。这一现象反映了社会对于"性"的认知回避在艾滋病污名化过程中的关键作用，也印证了桑塔格（2003：101）的观点：即使一种疾病在实际上并不具备传染性，其仍可能因为社会对其的道德判断而被视为具有"道德传染性"，从而令人感到深度恐惧。

疾病污名化对患者造成的负面影响不仅体现在给患者带来心理层面的耻辱感和不必要的痛苦，更严重的是它构成了解决健康问题的显著障碍。具体来看，相关研究发现，感染艾滋病毒或梅毒的孕妇因疾病污名化，获得的社会支持显著减少，进而存在显著的心理困扰（Zhang et al.，2022）。此外，关于痤疮、银屑病与梅毒患者羞耻感的对比研究发现，梅毒患者显示出更高程度的羞耻感。这种羞耻感可能会促使患者隐瞒病情或向他人传递误导性信息，从而增加社会风险（Rzepa et al.，2013）。进一步，疾病污名化感知会对患者的治疗态度产生深远的影响，患者就医的滞后和对治疗的消极态度可能会严重阻碍疾病的管理和治疗进程（张红彩，2010；胡群雄等，2017；贾思艳等，2021）。因此，污名化疾病不仅侵犯了患者的心理健康和社交生活，还威胁到公共健康管理的有效性，阻碍了疾病预防和治疗策略的实施。

二 线上医患交流与污名化疾病问诊

在互联网技术日益发展的背景下，线上医疗因具有便利性、资源整合能力强和匿名性等优势，成为患者获取医疗服务的重要途径（Baig et al.，2015）。研究表明，性病患者在在线咨询平台上的活跃度较高，与 Rzepa 等（2013）关于 2011～2013 年病耻感最强疾病的研究结果相符。此现象揭示了疾病污名化程度或患者羞耻感程度在患者利用线上医患交流平台方面的影响。特别是对于就诊意愿较低的性病患者来说，由于担忧诊所的冷漠氛围和对诊所保密措施的不信任，他们往往选择不亲自就诊（高西、徐荻茹，2018）。污名化疾病患者通常由于更强的羞耻感和较差的社会支持而表现出更高的信息需求和较低的求助意愿。

　　线上医患交流平台为污名化疾病患者提供了一个优化的表达环境。相较于传统的面对面就医方式，线上环境的便利性、低成本和匿名性缓解了患者在描述病情时的心理压力。此外，研究发现，男性在性健康讨论中通常较为回避，不愿深入探讨减少性病风险的方式和引发疾病感染的相关问题（Street，2002）。线上医患交流通过医生群体的知识普及和治疗经验的交流分享，不仅有助于丰富污名化疾病的治疗方法库（姚占雷等，2017），还可以提供便捷可及的自助式信息服务。这对心理负担较重的患者来说，是获取疾病相关专业信息及治疗建议的重要途径，有利于提高其在诊疗过程中的依从性。此外，线上医疗环境在减轻患者心理负担方面具有独特优势，能在一定程度上缓解患者的焦虑并提供必要的心理支持。这种支持不仅有助于患者获取医疗信息，还可在患者表露过程中提供心理慰藉，减少患者诊疗中的障碍。再有，患者对线上交流的主动参与有利于提升医疗信息的专业度，增强患者对医生的信任，降低感知风险（王瑜超，2018；易梦馨等，2021；张昱、杨彩云，2013）。总之，污名化疾病削弱了患者的社会支持，这种社会支持的缺失进一步降低了患者的求助意愿（申雨霏等，2022）。然而，线上医患交流提供的信息支持和情感支持能为患者释放多渠道咨询诊疗的信号，在满足污名化疾病患者隐私需求的同时，缓解部分患者线下就诊的压力，提高患者就医意愿。

三 年轻男男性行为者与性传播疾病就诊

在中国语境下，性传播疾病往往成为社会标记"受损身份"的基准点。作为性传播疾病高危人群之一的年轻男男性行为者（young men who have sex with men，YMSM）则感受到更深层次的污名和社会排斥。对于15~24周岁的YMSM而言，他们融入认同其身份的群体的时间相对较短，且社会阅历有限，对艾滋病和性传播疾病的风险认知不够，这导致他们的自我保护意识与能力较差，感染艾滋病与性传播疾病的概率较普通人群高（王毅等，2018）。尤其是当涉及性传播疾病时，YMSM在寻医中面临的病耻感与社会歧视感会更为明显（Horberg et al.，2013）。这些污名会对患者产生深远的负面影响，包括导致求医延迟——许多患者因害怕被标签化和歧视而延迟寻求医疗帮助；增大心理压力——污名化不仅会增大患者的心理负担，还可能会导致患者自我价值感下降，影响他们的整体心理健康；导致治疗遵从性差——受污名影响，患者可能会在治疗过程中感到孤立无援，从而影响其坚持完成治疗的意愿。

面对线下就医的困境和挑战，一些研究表明，越来越多的YMSM倾向于利用互联网寻找健康相关信息（Wartella et al.，2016；Suzuki and Calzo，2004），特别是与性病相关的信息（Buhi et al.，2010；Hooper et al.，2008）。与此同时，YMSM群体往往存在无法按期接受线下医疗服务，甚至完全错过就医机会的问题。因此，不受时间和空间限制的线上医患交流机制，能够在保护YMSM群体自尊和隐私的同时，满足他们的医疗咨询需求，具有重要的实践意义。线上医患交流能成为YMSM群体的一种社会支持。社会支持是指个体从其社会关系中获得的物质或精神助力（王毅等，2015）。积极的社会支持能够改善患者的生活质量（刘细凤等，2023），并对后续治疗产生积极作用。

因为一些污名化线索在网络场景中被消除，线上医患交流能给 YMSM 群体带来更友好的体验。匿名化、非语言线索缺失的特性，可给予 YMSM 群体一种保护机制，在一定程度上减少他们的病耻感。同时，在线上医患交流过程中，医生信息往往较线下诊疗机构的医生信息更为直观和丰富，患者可通过在线评论等信息提前判断该医生是否对 YMSM 群体友好。在线上获得的良好体验，有助于带动后续良好医患关系的建立、良好诊疗体验感的获得等。因此，对于 YMSM 群体而言，线上线下融合的就诊模式会给予他们更佳的就医体验感。对于 YMSM 群体而言，在面对较大社会压力、社会支持缺乏时，与其有直接接触的医生成为其社会支持关系网中的关键一环。尤其是 YMSM 友好型医生的出现，或许可以转换为 YMSM 的重要社会支持力量，对 YMSM 的治疗过程起到积极作用。

为探讨对于 YMSM 而言线上健康信息获取以及移动医疗中 YMSM 友好型医生的意义，我们开展了一项全国性的横截面调查数据分析（Cao et al.，2018）。对 503 名 16～30 岁 YMSM 的调查结果显示，84.5%（425/503）的参与者曾在线搜索有关性传播感染的信息。大多数参与者（94.5%）使用过搜索引擎，大约一半（47.3%）的参与者使用过同性恋移动应用程序，35.5%的参与者使用过通用社交媒体。几乎所有的参与者表示，他们对在线上寻找 YMSM 友好医生感兴趣。而且，如果能确认这样的 YMSM 友好医生，92.0%（463/503）的参与者表示愿意在同性恋移动应用程序中使用这种功能。采用二元逻辑回归的结果显示，线上搜索性传播感染症状（aOR = 2.02，95%CI：1.34－3.04）和相关服务（aOR = 1.95，95%CI：1.28－2.99）与线下就诊性传播感染医生相关。对于 YMSM 群体而言，在线上检索相关症状与线下就诊性传播感染医生密切相关，表明他们倾向于在出现症状时就诊，而不是为了无症状的性传播感染筛查前去就医。

　　这项研究也进一步探讨了线上医患交流与线下就医之间的关系。在就医决策层次，如姜劲等（2020）研究发现，线上医疗服务质量会正向影响患者线下就医决策，在线上获得良好问诊体验后，患者很有可能会到线下就医。通常有健康信息需求的患者也可能会选择提前在提供健康信息的互联网平台上进行信息搜索等（Rains and Ruppel，2016），这都可能为患者做出后续线下就医决策进行铺垫。在医患沟通层次，有研究发现，在线下医患沟通中，与医生沟通更好的患者也会更擅长使用线上的健康咨询渠道（Neter and Brainan，2012）。因此，对于患者而言，对线上问诊渠道的使用能更好地促进其在线下就医时对问诊诉求的表达，帮助线下就诊过程中的医生清晰准确了解患者需求。另一种则是线下就医促进线上问诊的使用。患者线下拜访医生，有助于其了解医生，降低风险感和不确定性，提高对医生的信任度，从而增加随后的线上诊疗咨询频率（Rice and Katz，2006）。同时，线下医疗中良好的医患沟通可以增强患者积极寻求额外健康信息的意愿，他们可以通过互联网与医生再次进行交流（Atanasova et al.，2018），线下就医的良好体验可以促进患者后续对线上问诊的使用。

线上问诊与线下就医之间存在相互促进的关系，特别是在污名化疾病的治疗过程中，这种相互作用显得尤为重要。线上平台具有匿名性和便捷性，为污名化疾病患者提供了一个安全的治疗和咨询环境，有助于他们更好地管理健康。同时，线下就医的亲身体验能为进一步的线上交流提供增强信任和深入了解的基础。

四 医生群体的线上问诊医院

同时，为进一步理解医生对提供有关性病等的线上问诊服务的意向及行为，我们对 501 名医生进行了线上问卷调查（Cao et al.，2018）。我们与某移动医疗应用程序合作，请其通过私信系统将参与链接发送给入驻平台的医生，邀请医生参与问卷调查。该移动医疗应用程序自 2014 年上线至 2020 年，有超过 40 万名独立验证的医生用户。合格的参与者是那些在专业实践中有更高概率接触性病患者的医生，即皮肤性病科、泌尿科、肛肠科、内科、儿科、感染科和一般科室的医生。而且，只有在过去 12 个月内至少有 1 名性病男性患者的医生，才符合筛选条件。

在调查中，我们希望知道医生使用移动医疗应用程序为性病患者提供线上医患交流服务的具体情况。我们评估了医生在过去 12 个月内是否有使用移动医疗应用程序提供初始咨询或后续咨询的经历，以及医生是否仅根据一次线上会面就建议患者（线下未看过医生）进行 HIV 或 STD 检测，并为患者提供治疗建议。我们请求医生回忆他们最后一位来自线上的性病患者使用移动医疗应用程序的情况，并评估了医生用于诊断患者性病症状的媒介（文字、图像、音频或视频），以及医生在移动医疗应用程序上诊治患者的时间。此外，我们还询问医生，与面对面咨询相比，在线上询问患者性行为、安全套使用和性病史方面的内容是否让他们感到更自然。

调查结果显示，在参与研究的 501 名医生中，他们的平均年龄为 37.6 岁（SD=8.2），其中 53.9%（270/501）为 35~50 岁。6.2%（31/501）的医生每天多次使用移动医疗应用程序诊治性病患者，2.8%（14/501）的医生每天使用一次，12.6%（63/501）的医生每周使用一次，21.2%（106/501）的医生每月使用一次，14.2%（71/501）的医生每 3 个月使用一次，43.1%（216/501）的医生每 3 个月使用不到一次。总体而言，21.6%（108/501）的医生使用移动医疗应用程序诊治性病患者至少每周一次（频繁用户）（见表 5-4）。

表 5-4　医生使用移动医疗应用程序的情况（N=501）

单位：人，%

变量特征		频率（占比）
诊治性病患者的医生使用移动医疗应用程序的一般情况		
使用移动医疗应用程序诊治性病患者的频率	至少每周一次	108（21.6）
	少于每周一次	393（78.4）
使用移动医疗应用程序的原因	方便	435（86.8）
	实用	291（58.1）
	新颖	205（40.9）
	有额外报酬	155（30.9）
	潮流	96（19.2）
	其他	17（3.4）

变量特征		频率（占比）
是否向线上患者推荐 HIV 或 STD 检测	是	275（54.9）
	否	226（45.1）
是否向线上患者提供治疗建议	是	220（43.9）
	否	281（56.1）
是否在线上进行随访	是	427（85.2）
	否	74（14.8）
所在诊所是否提供线上医疗服务	是	127（25.3）
	否	374（74.7）
所在诊所提供线上医疗服务的医生，线上和线下的链接渠道（N＝127）	通过诊所微信公众号	40（31.5）
	通过诊所自建的线上医患沟通平台	25（19.7）
	通过第三方平台	55（43.3）
	其他	7（5.5）
使用移动医疗应用程序诊治最近一位男性性病患者的情况		
患者用来描述症状的媒介	文字	455（90.8）
	图像	386（77.0）
	音频	153（30.5）
	视频	26（5.2）
使用移动医疗应用程序询问性行为比当面询问更自然	是	432（86.2）
	否	69（13.8）
使用移动医疗应用程序询问安全套使用情况比当面询问更自然	是	429（85.6）
	否	72（14.4）
使用移动医疗应用程序询问性病史比当面询问更自然	是	429（85.6）
	否	72（14.4）
为患者提供咨询或治疗建议花费的时间（分钟），平均值（SD）		13.86（12.74）
建议患者亲自到诊所就诊	是	492（98.2）
	否	9（1.8）

医生使用移动医疗应用程序最常见的原因是方便（435/501，86.8%），其次是实用（291/501，58.1%）、新颖（205/501，40.9%）和有额外报酬（155/501，30.9%）。在过去的 12 个月中，超过一半（275/501，54.9%）的受访医生建议患者进行 HIV 或 STD 检测。43.9%（220/501）的医生通过移动医疗应用程序为性病患者提供治疗建议。85.2%（427/501）的医生首先进行线下面诊，然后在线上进行随访。约 1/4（127/501，25.3%）的医生说，他们的线上医患交流服务是由他们所在的诊所组织的。其中，近一半（55/127，43.3%）的线上服务是通过第三方平台实现的。此外，诊所微信公众号（40/127，31.5%）、诊所自建的线上医患沟通平台（25/127，19.7%）和其他渠道（7/127，5.5%）也有使用。

在医生使用移动医疗应用程序诊治最近一位男性性病患者的情况中，大多数（455/501，90.8%）患者使用文字描述症状，77.0%（386/501）的患者使用图像描述症状，30.5%（153/501）的患者使用音频描述症状，5.2%（26/501）的患者使用视频描述症状。超过 3/4（394/501，78.6%）的患者使用一种以上的媒介。大多数医生认为，在移动医疗应用程序上询问性行为（432/501，86.2%）、安全套使用情况（429/501，85.6%）和性病史（429/501，85.6%）比当面询问更为自然。医生平均花费 13.86 分钟（四分位间距：5.5～20 分钟）为最近一位就诊的男性性病患者提供咨询或治疗建议。几乎所有（492/501，98.2%）医生建议最近一位就诊的男性性病患者在网络咨询后亲自到诊所就诊。

医生通过移动医疗应用程序提供线上医患交流服务，呈现一种逐渐主流的趋势。特别是在污名化疾病的诊疗中，此类交流模式显示出独特的价值。线上医患交流不仅促进了性病患者与其治疗及疾病管理的有效链接，还因高度的便利性，提升了医疗资源的可及性。此外，该模式为患者提供了一种新的途径，尤其是对于性少数群体或那些若面对面就诊可能会感到不适的性病患者，可以促进他们首次接受诊疗和咨询的行为。医生在线上交流中对敏感问题的询问更加自然，患者也更倾向于利用线上平台获得必要的社会支持。本节的调查发现，几乎所有的在线医生在网络咨询结束后都会建议患者亲自到诊所就诊。这一发现强调了线上咨询是对传统临床诊治的补充，而非其替代品。综上所述，线上医患交流在污名化疾病问诊上具有重要的意义，它不仅增加了患者寻求基于网络的健康服务的机会，而且将这些服务与实体医疗服务有效链接，从而提升了治疗效果。

第三节　线上医患交流在预测突发/新发公共卫生疾病中的运用与效果①

　　线上医患交流不仅可以在医生与患者之间的个体交互层面发挥显著作用，而且可以在社会广义层面承担监测疾病传播环境的重要职能。传统上，公共卫生专家及流行病学家依赖实验室分析、临床数据和流行病学调查预测疾病的趋势。然而，随着线上医疗服务的快速发展，越来越多的学者开始利用大量在

---

　　①　本节具体数据分析部分可参照已发表的英文论文 Turn to the Internet First? Using Online Medical Behavioral Data to Forecast COVID-19 Epidemic Trend。

线医疗行为数据进行疾病咨询和监测工作（Kellermann et al.，2010；Kjelsø et al.，2016）。每天大量的线上医患交流行为数据生成，彰显出其在流行病监测方面的巨大潜力（Chan et al.，2011；Althouse et al.，2015）。本节旨在深入探讨线上医患交流如何在公共卫生领域发挥监测和预防疾病的作用，特别是在制定疾病应对策略和提升公共卫生效能方面的潜力。

一　数字监测：线上数据作为监测源

数字监测，亦称"信息流行病学"与"信息监测"，正日益被用于探测并识别公共卫生实践中新发及再次出现的传染病。长期以来，国家或地方公共卫生机构依靠既定系统（基于医生与实验室的常规哨点报告）监测已知传染病。特别是在 2003 年 SARS 发生后，中国强化了疾病预防控制信息系统，建立了一套较为系统的传染病监测系统，以探测和预防传染病暴发。然而，传统的监测形式，如医疗机构基于指标的报告，在探测潜在健康威胁方面显示出一定的局限性，其中报告延迟与设备缺乏问题尤为突出。

在突发传染病大流行期间，采用数字手段进行疾病监测与判断逐渐成为一种趋势。各国政府通过收集并分析联系信息、面部识别和位置数据，监测与追踪病毒感染者，并据此决策是否允许个人进入公共场所。此外，线上数据（digital data）也成为早期检测、持续监测疾病水平和评估与疾病控制相关情绪的重要来源。结合大数据和机器学习等计算方法，这些数据显示出预测传染病传播的巨大潜力。有研究发现，与突发传染病相关的社交媒体帖子和搜索查询可用于预测疾病的感染率，特别是社交媒体上与用户自身或他人症状和诊断相关的帖子可能是一个更为有效的预测因子（Qin et al., 2020）。

通过挖掘互联网数据进行数字监测的历史，可追溯到 20 世纪 90 年代，当时一些卫生机构通过抓取新闻和聊天室讨论中的相关信息监控传染病。网页查询随后成为数字监控的一个新方向，谷歌流感趋势（Google Flu Trend）是使用搜索引擎进行数字监测最为有名的例子，它通过在网络上使用与流感相关的搜索词监测流感疫情，提供了一种比传统官方报告更快、成本更低的方法。在谷歌趋势的基础上，互联网搜索引擎查询数据被证明对其他国家的其他传染病监测有效。在中国，也有学者以百度搜索指数预测登革热的流行和季节性流感。

除了搜索引擎数据，社交媒体上共享的健康相关信息，如 Facebook 帖子和 X 推文中的相关信息，也被用于监测疾病趋势。例如，一些研究尝试利用带有地理标记的 X 活动数据，预测人类活动轨迹及新发传染性疾病（Emerging Infectious Disease，EID）的持续传播（Rocklöv et al., 2019；Ramadona et al., 2019）。此外，利用在线教育工具等其他数字资源，家长可以监测儿童的流感类疾病症状，这类数字工具通常能比传统监测系统更早地预测流感的暴发（Hswen et al., 2017）。更进一步，有研究发现，综合采用多种活动模式而非仅依赖单一预测因子，能显著提升疾病预测的准确性（Broniatowski et al., 2013）。结合多种数据源，如谷歌搜索数据、X 帖子、医院就诊记录以及传统的参与式监测数据，能构建更为准确和可靠的流感预测模型（Santillana et al., 2015；McGough et al., 2017）。这些进展表明，综合利用多元化的数字数据源在提高公共卫生监测和应对能力方面具有重要潜力。

二 线上医疗服务与数字疾病监测

数字化转型在医疗服务领域引发了广泛的变革，使人们能够通过多种在线平台接触医疗服务，包括线上医患交流（Online Medical Consultation，OMC）、线上医疗信息检索（Online Medical Search，OMS）和线上挂号（Online Medical Appointment，OMA）等。这些服务因具有易访问性、便利性、即时性和交互性而日益受到欢迎，也是应对医疗成本高昂和满足患者需求的策略。

本节旨在探索为了更好地采用数字手段进行疾病监测，何种医疗服务的数据最具有预测性。其中，线上医疗信息检索是一种由患者信息需求驱动的行为，患者通过互联网自行获取医疗信息，用于自我诊断、准备面诊或做出医疗决策。例如，在新发传染性疾病暴发期间，相关的在线搜索活动会显著增加。而线上挂号利用互联网技术为患者预约医生，特别是在资源紧张的环境中，帮助患者有效地安排医疗访问。线上挂号的数据已被证明是疾病监测的重要工具，例如，激增的流感患者预约数量可预示流感暴发的可能。线上医患交流是指患者与医生之间的在线对话，可以使医疗咨询过程数字化，并显著提高医疗服务的效率。与其他的医疗服务方式不同，它更为个性化，将医生与患者联系起来，而不仅仅是将患者与健康信息联系起来，或与医疗服务机构联系起来。

在探索新发传染性疾病传播预测方法的框架内，线上医疗信息检索、线上挂号和线上医患交流三者可能呈现不同的作用机制。这种差异化的影响反映了用户根据对疾病的感知严重度和对医疗服务的个性化需求做出的行为选择。特别是在新发传染性疾病大流行期间，线上医患交流与新发传染性疾病传播的相关性可能较线上医疗信息检索和线上挂号更为显著。首先，线上医疗信息检索主要反映了广泛的信息需求动机，包括好奇心、恐惧和焦虑等。由于线上医疗信息检索提供的健康信息通常不具个性化，无法精确应对患者的具体症状，因此其与新发传染性疾病流行的相关性可能会受到较大干扰。其次，线上挂号是线下医疗访问的预处理步骤，其实施过程受到医疗资源限制，同时患者也可能担忧在新发传染性疾病大流行期间访问实体医疗机构会产生交叉感染。最后，线上医患交流提供了更加个性化和直接相关的医疗建议，特别是对于出现具体症状的患者。这些用户可能更倾向于通过线上医患交流获取专业的医疗意见和个性化的处理建议。本节通过实证数据，深入分析这些线上医疗行为模式在新发传染性疾病暴发期间的预测效能，以期为未来传染病预防和控制提供实证基础。

三　新发传染性疾病与数字监测

为了评估线上医疗行为的监测效能，本节采集了 2020 年 1 月 1 日至 4 月 1 日新发传染性疾病相关的线上医疗行为数据。其中，线上医患交流（OMC）和线上挂号（OMA）数据来源于第三方线上问诊平台，线上医疗信息检索（OMS）数据来自百度趋势指数，最终采集 OMC 数据 20547 条、OMA 数据 108777 条、OMS1 数据 28958 条。

我们采用向量自回归（VAR）模型执行多元时间序列分析，以此捕捉各变量间的动态相互依赖性。根据 Hamilton（1994：180）和 Lütkepohl（2005：41-66）的理论，VAR 模型通过视每个变量为其自身以及其他解释变量过去滞后值的线性组合实现此目的。近年的文献，如 Huang 等（2020）在性传播疾病的研究中、Ramadona 等（2016）在登革热的研究中，以及 Khan 等（2020）在突发公共卫生事件的研究中，均成功应用 VAR 模型预测了疾病趋势。一个基本 VAR 模型包含一组 n 个内生变量 $y_t = (y_{1t}, y_{2t}, \cdots, y_{nt})$。p-lag 向量自回归过程 $[VAR(p)]$ 可以表示为：

$$y_t = c + A_1 y_{t-1} + A_2 y_{t-2} + \cdots + A_p y_{t-p} + \varepsilon_t$$

式中，A_i 是一个 n×n 的系数矩阵，其中 $i = 1, \cdots, p$，而 ε_t 是 $E(\varepsilon_t) = 0$ 和时不变协方差矩阵（time invariant covariance matrix）的（n×1）不可观测白噪声向量过程。该模型还允许我们估计外生变量的系数。

本节采用格兰杰（Granger，1969：424）提出的格兰杰因果关系检验方法，确定变量的历史值是否能够预测 VAR 关系模型中其他变量的变化。表 5-5 展示了在双变量和多变量模型框架下的格兰杰因果关系检验结果。当将 SFV 作为 VAR 模型中的外生变量时，ΔOMC 不是 ΔNCC、ΔOMS 和 ΔOMA 的格兰杰原因这一零假设必须被拒绝（F 统计量 = 5.48，$p < 0.001$）。同样，ΔOMS 不是 ΔNCC、ΔOMC 和 ΔOMA 的格兰杰原因这一假设也需被拒绝（F 统计量 = 2.55，$p < 0.05$）。

表 5-5　VAR（2）模型的格兰杰因果关系检验结果

格兰杰变量	双变量检测				多变量检测
	ΔNCC	ΔOMC	ΔOMA	ΔOMS	
ΔNCC	—	1.50（0.230）	0.34（0.713）	0.49（0.613）	0.68（0.664）
ΔOMC	23.12（0.000）	—	0.28（0.755）	3.03（0.055）[+]	5.48（0.000）
ΔOMA	0.07（0.928）	1.02（0.366）	—	0.92（0.404）	0.43（0.862）
ΔOMS	3.41（0.040）	0.28（0.758）	5.75（0.005）	—	2.55（0.021）

注：NCC 指新增确诊病例数，OMC 指线上医患交流，OMA 指线上挂号，OMS 指线上医疗信息检索。

此外，我们分析了 NCC 变量对线上医疗行为影响的反应（见图 5-4）。考虑到一阶差分变量的使用，变量上的一次性脉冲对其一阶差分具有永久性影响。NCC 对自身一个标准差影响的反应在第 1 天基本上是积极的，在第 2 天是消极的，随后影响减弱，并在 10 天内达到 0。在 95% 的置信区间（CI）中，

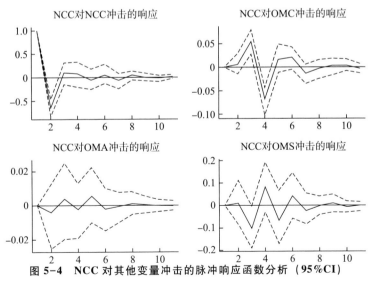

图 5-4　NCC 对其他变量冲击的脉冲响应函数分析（95%CI）

注：虚线表示 95% 置信区间。

NCC 从第 1 天的 0 反应开始，第 3 天对 OMC 反应积极，第 4 天对 OMC 反应消极；随着时间的推移，影响稳定在 0。因此，结合 VAR 模型的最佳顺序，我们可以得出结论，在相同程度上，OMC 可以提前两天描述新发传染性疾病的传播趋势。NCC 对 OMA 的反应大部分时间是微弱和消极的；然而，在整个过程中，95% 的置信区间中包含 0，这意味着从 OMA 到 NCC 的影响并不明显，且在统计学上不显著。NCC 在第 2 天、第 4 天、第 6 天和第 9 天对 OMS 做出积极响应；在 10 天的预测期内，这一趋势在其他几天呈负趋势，第 3 天的系数最大且显著。因此，得出结论，新发传染性疾病传播趋势在一定程度上可通过前两天的变化捕捉到。

预测误差方差分解（Forecast Error Variance Decomposition，FEVD）是一种用于在 VAR 模型中量化各变量对模型中其他变量预测贡献的统计方法。利用基于正交化脉冲响应的信息（序列中无法预测的成分）对预测误差的方差进行分解，FEVD 能够计算并展示各变量的信息贡献。作为格兰杰因果关系检验和脉冲响应函数分析的补充，FEVD 提供了一个框架，通过时间序列分析评估预测变量的相对重要性，并以百分比形式量化因变量随时间推移的变化。图 5-5 展示了关于 NCC 的方差分解结果。在模型初期，NCC 的变化几乎完全由其自身的动态决定（初日 100.00%，次日 99.55%）。然而，随时间的推移，OMC 对 NCC 的解释作用增强，到第 3 天时已占 22.99%，并在第 10 天时达到系统中最显著的变量，其解释力占比达到 43.11%，若不考虑 NCC 自身的影响则为 50.73%。至第 10 天结束时，OMS 对 NCC 的解释力占比仅为 5.95%，表明其影响相对较小。相比之下，OMA 对 NCC 的影响最弱，第 10 天的解释力占比不足 1%，进一步证实了其效应的有限性。

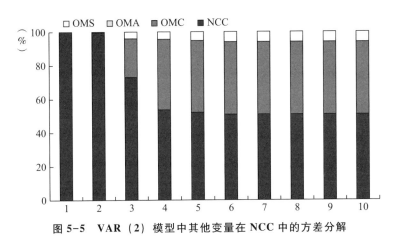

图 5-5　VAR（2）模型中其他变量在 NCC 中的方差分解

　　此外，线上医疗行为与 NCC 预测呈现随时间推移而变化的动态关系。我们调查了冲击（shocks）对 NCC 未来行为的动态影响。在第 1 天和第 2 天，NCC "自我冲击" 的脉冲反应立即出现。NCC 和 OMC 之间以及 NCC 和 OMS 之间的关系在随后的时期具有统计学意义。它们都提前两天做到了短期预测。但是，它们的影响逐渐消失。此外，解释变量和自变量之间关系的大小也得到分析。FEVD 分析显示，OMC 在预测未来新发传染性疾病大流行趋势方面发挥了最重要的作用，解释了近一半的 NCC 变化，在 NCC 本身之后，则是 OMS。OMA 的影响很小，解释了 NCC 变化的不到 1%。从格兰杰因果关系检验和 IRF 分析得出的结论中，可以得到进一步验证。

　　为了检查结果的稳健性，本节使用带有子集或附加数据的几种替代模型建立其他 VAR 研究，也发现了类似的结果。

总结而言，基于以上对新发传染性疾病期间线上医疗行为大数据的分析，本节探讨并验证了利用在线医疗行为预测新发传染性疾病流行趋势的可行性。与依赖其他数据源的数字监测研究一致，本节这个实证研究也验证了采用在线医疗行为的数字足迹能预测新感染病例的增加。不同于主要利用网络搜索和社交媒体内容进行监测的先行研究，本节还强调了在线用户医疗行为信息的重要性。Salathé 等（2013）指出，"信息传播"动力学与疾病传播动力学本质上是不同的，网络查询和用户生成的社交媒体内容主要反映了信息传播模式，而线上医疗行为数据揭示了行为趋势，这与传染病的实际传播可能更为密切相关。随着数字医疗的快速发展，人们在疾病传播初期可能会首先通过互联网寻求帮助，而后转向线下就诊。因此，利用在线医疗数据监测流行病趋势，可能比其他监测系统更能及时反映其发展态势。

线上医患交流行为是在以往的研究中尚未得到充分探索的在线医疗行为。与广泛认识到的使用线上医疗信息检索行为进行预测的效能相比，线上患者通常有特定的医疗诉求或症状，与疾病管理有更强的直接关系，因而在一些新发疾病的预防上可以更准确地体现民众健康状况顾虑，发挥疾病监测功能。这体现出线上医患交流具有广泛的公共卫生意义。但鉴于线上医患交流的数据可能分散在不同的利益相关者和提供者手中，政府应努力整理数据并将其纳入监测系统，以防止未来新发传染性疾病的暴发，同时促进更好地应对慢性病和其他已知疾病。

第六章　线上医患交流的
风险评估与应对[①]

　　新兴的医疗服务形态同时孕育着机遇与风险，问诊行为从线下转至线上带来的诊疗时空转移可能伴生着新的不确定性。一方面，医学的不确定性在互联网平台上有可能进一步凸显；另一方面，与现代性共生的不确定性在这个时代更为寻常。医学的不确定性在于诸多的疾病成因和治疗机制存在未知因素。Sontag（1978：9）在《疾病的隐喻》中写道，结核病和癌症分别在 19 世纪和 20 世纪打破了医学包治百病的幻象。而在线上问诊情境下，医学知识和医疗实践本身的内在不确定性，与外部的技术风险和交往风险交织在一起。对综合风险的感知和应对，可能成为每个已经或即将成为"疾病王国公民"的个体亟待探寻的议题。本章从传播学的视角，探讨医生和患者对在线问诊的风险感知，以期理解医生和患者对在线问诊的使用和中辍行为，并将医患对在线问诊的疑虑和隐忧理论化，为在线问诊实践提供导向性参考，促进行

[①]　本章内容以《面对不确定性：在线问诊中医患双方的风险感知及其调试》为题，发表于《传播创新研究》2022 年第 1 期。

业的良性发展。

医患双方的风险感知是影响患者依从性、医患沟通信任度以及在线问诊整体效果的重要因素，而目前国内对于医患双方个体层面的风险感知还少有研究。因为非专业人士在进行风险评估时往往缺少能够纵观全局的数据和资料，所以来源于个人经历的一手经验与来源于人际传播和大众传播的二手经验往往成为判断风险大小的主要依据（Slovic et al., 2016），这也意味着个人的经验和叙述对于理解与研究风险感知具有重要意义。风险感知的中微观视角为我们提供了敏锐的认知工具，以考察和理解影响医患双方的心理情境及其客观影响。本研究力图在一手访谈资料的基础上，结合已有文献归纳提炼医患双方对在线问诊的风险感知及其应对策略，以期与健康和风险传播的相关理论对话，为在线医疗实践提供参考。

第一节　线上医患交流的时间、技术与沟通风险

本节基于对第二章访谈对象的分析，对医生和患者在线上交流过程中的风险感知进行再次解读。分开放式编码、主轴编码和选择性编码三个阶段：第一阶段将访谈资料"打碎"重组，结合前期文献研究和归纳法提炼与研究问题相关的学术变量；第二阶段对开放式编码得到的概念范畴进行梳理，得到具有内在逻辑且抽象程度更高的主范畴；第三阶段进一步精炼，识别研究的核心议题，并由此得到医患对在线问诊风险感知的

理论框架。

　　基于上述的三级编码方法，医患双方感知到的风险主要可以分为三类，分别是非即时沟通场景下的时间风险、屏幕中介效应下的技术风险，以及人际和群体层面的沟通风险。具体编码结果如表 6-1 所示。这三类风险在一定程度上相互渗透和转化，共同对医患的在线问诊决策产生影响。下文对这三类风险分别进行分析。

表 6-1　编码结果

访谈资料	次要范畴	主范畴	核心范畴
我爸爸正在发烧，度数可能一小时就又会上升零点几摄氏度，所以我对时效性的要求还是挺高的。（患者-6）	患者对回复的及时性期待高	延时效应下患者的感知效应风险	非即时沟通场景下的时间风险
我不可能一直等在线上，他问一句我答一句，这种是很花时间的。（医生-5）	医生难以满足患者的实时沟通需求		
有一些问题医生回复得很慢，此期间你可能去做别的事情了，然后回想起来他可能回复了，再去看手机，你都已经不想再去问他了。（患者-12）	患者自我披露意愿和参与对话的积极性受到延时性影响		
在线下，我看得到、摸得到，诊断是很迅速的。有些可能肉眼一看就能看出来是什么病，但是在线上前前后后耗费的时间加起来是挺长的。（医生-2）	线上诊断花费医生更多时间	隐性劳动背后的医生效益风险	
比方说我平常就诊 1 分钟能创造 15 元的价值，但是在线上 5 分钟只能获得 5 元。（医生-6）	医生投入和获得的性价比低		

访谈资料	次要范畴	主范畴	核心范畴
在百度上直接搜索你的病情，会自动跳出来很多医院的链接，点进去之后，可能会出来一些线上的客服，包括问诊。（患者-10）	算法匹配给问诊实践带来更多不确定性	问诊流程和评价体系变革背景下医生的表现风险	屏幕中介效应下的技术风险
线上的话，需要与患者充分沟通，让患者问一些问题，然后不仅要回答，而且要让患者充分理解，这样才会有一个比较高分的效果。（医生-7）	医生需要应对更复杂的问诊需求		
皮肤病很依赖眼睛看和用手摸，病人拍出来的照片与人眼看到的差很远。（医生-1）	医生获得的病情信息文字化、单一化	问诊范式转变背景下的误诊风险	
有一些病人的表达不准确，会误导你。比如说，有的人其实是膝关节痛，他会告诉你是腿痛。（医生-7）	患者难以准确描述病症，具有认知局限		
比较私密性的照片我不太愿意上传，我更倾向于有一个私密的空间，然后医生来检查。（患者-2）	患者对上传具有私密性的病情信息有顾虑	数字痕迹可追溯背景下的隐私风险	
平台本身、医生都能获取你的信息，互联网上大家都在"裸奔"，这个也见怪不怪。（患者-9）	患者具有隐私犬儒主义倾向		
比如说我被显示的信息可能就是，23岁，女，什么症状，接下来就是和医生的对话。我就会有点担心，会不会真的有同学不小心看到我的记录。（患者-11）	患者认为用于营销的脱敏数据仍具有可识别性		
有时候会觉得医生的回答像是机器人，感觉医生的回答很模式化，缺乏感情。（患者-11）	医生的模式化回复引发患者反感	患者主体性增强背景下的医患沟通风险	

数字诊室：传播学视角下的在线问诊

访谈资料	次要范畴	主范畴	核心范畴
有些家长在线上问得特别多，我就开玩笑说你简直是让我给你讲课，搞医学教育。（医生-2）	患者反复追问，对医生造成困扰	患者主体性增强背景下的医患沟通风险	人际和群体层面的沟通风险
如果他拿网上的东西来抨击我，这个时候我就会非常反感，因为觉得自己的专业受到质疑。（医生-2）	医生感到自己的权威和专业性受到质疑		
拿不准的病人，不能就这样说"你是什么什么情况"，还是一定要来线下面诊。（医生-4）	医生认为线下就诊具有不可替代性		
当然他这个可能是科学的建议，但是没办法让我得到心理安慰。因为在我们看来，只有看到药，才是最有效的治疗手段。（患者-9）	患者存在"药到病除"的医疗观念	群体性认知差异带来的效果风险	
平台收20元问诊金，有的病人就很不满，说"你收我的钱了，你又不给我下方子"。（医生-3）	线上医疗建议和服务的经济价值不被患者承认		
我在线上被骗过一次，就再也不会用线上。（患者-13）	单一问诊经历影响患者整体认知	去个性化效应下的认同风险	

一　非即时沟通场景下的时间风险

（一）延时效应下患者的感知效应风险

在线问诊是指将问诊时空从医院转移到非即时的线上空间。问诊时空的灵活性为医患双方提供了便利，但也在一定程度上增加了问诊效果的不确定性。

首先，医患沟通过程中存在不同程度的延时，整个问诊过程持续一小时至一天不等。虽然大多数在线问诊平台会将医生的响应速度显示在医生主页上，以调节患者对医生回复频率和间隔时间的期待，但医患双方对沟通及时性的需求仍存在差异。如有患者表示，"在几分钟、十几分钟、半小时内回复基本都是可以接受的"（患者-9）。另外，患者在寻求线上问诊时可能正处于病情发展并迅速变化的关键时期，病情的不确定性让患者更加迫切地希望得到医生的回复。比如有患者表示，"我爸爸正在发烧，度数可能一小时就又会上升零点几摄氏度，所以我对时效性的要求还是挺高的"（患者-6）。然而，医生往往会在完成好线下工作的基础上利用午休或下班后的时间集中回复。比如有医生表示，"我不可能一直等在线上，他问一句我答一句，这种是很花时间的"（医生-5）。由此可见，患者对医生回复及时性的期待较高，而医生由于客观因素的限制或出于沟通效率的考量难以满足患者的实时沟通需求，双方在交流中的等待时间较长，这种延时性可能会削弱患者的效用感知。

其次，非即时的医患沟通还可能造成一些病情信息的损失和遗漏，患者参与对话的积极性也会受到影响。如有患者表示，"有一些问题医生回复得很慢，此期间你可能去做别的事情了，然后回想起来医生可能回复了，再去看手机，你都已经不想再去问他了"（患者-12）。对即时在线沟通的研究也表明，沟通中的延时性会造成用户参与感和效用感知的下降（Sheng，2019），对方整体的响应程度（包括回复速度、回复长度等）也会影响自我信息披露的意愿（Walsh et al.，2020）。

（二）隐性劳动背后的医生效益风险

在有限的时间和精力内，医生一般会利用下班后休息或学习的时间答复患者的问题。在线问诊在一定程度上延长了医生的工作时间。医生普遍表示，在线回应患者问诊实际花费的时间相较于线下更长，前后花费的精力更多。一些患者会在平台允许的时间范围内尽可能多地追问，直至时间用完，这也意味着医生在线上问诊平台中可能存在更大的工作负荷。

另外，医生需要在每次回复前回顾患者的病情信息，这增加了医生的认知负荷和处理信息的时间。如有医生提到，"有些病人总感觉医生就应该知道病人的全貌，实际上我脑子里装了几百个病人。他往往一开始就说，'我这孩子今天又咳嗽了'，但是实际上这个病情我也不太清楚了"（医生-8）。同时，在屏幕的中介效应下，医生需要考虑的可能性更多、诊断难度更大，这也无疑增加了医生参与线上问诊的时间和精力。比如有医生表示，"在线下，我看得到、摸得到，诊断是很迅速的。有些可能肉眼一看就能看出来是什么病，但是在线上前前后后耗费的时间加起来是挺长的"（医生-2）。

然而，类似的隐性劳动往往难以被平台记录或被患者感知，患者反而普遍认为医生投入线上问诊的时间和精力不及线下。一些患者认为医生还没有深入了解自己的病情就给出医疗建议，还有一些患者抱怨医生在回复自己时使用之前设定好的模板，类似于人工智能的自动回复，而没有提供针对个人病情的定制化建议。

从经济收益来说，医生在线问诊在单位时间内获得的经济收入更低。比如有医生表示，"比方说我平常就诊 1 分钟能创造 15 元的价值，但是在线上 5 分钟只能获得 5 元"（医生-6）。还有医生表示，经济收入并非自己的首要考量，有时还会主动减少每天接诊的数量，以确保问诊结果的准确性和可靠性。

总体来说，线上医患交流平台改变了医患交流的范式，医生对线上问诊的投入相较于线下问诊并没有减少，然而其中一部分转为对患者和平台不可见的隐性劳动，这部分的时间、精力成本难以以用户评价或经济收入的形式得到补偿。这种隐性劳动会带来医生的高负荷、低获得感，以及单位时间内经济收入的降低，使在线问诊的服务难以长久延续。

二 屏幕中介效应下的技术风险

（一）问诊流程和评价体系变革背景下医生的表现风险

线上问诊平台提供了自动化的分诊技术和包括医生职称、问诊量、诊疗经验、问诊记录在内的丰富信息，弥合了患者在寻医过程中的信息缺口。这在潜移默化中改变了患者就诊的客观流程和心理机制。在线下就诊的场景中，患者对医生的选择意愿往往受到人际传播中的口碑效应、医生职称和所在机构等因素的影响。而在新的技术和信息组织方式下，一方面，这些筛选工作由在线问诊平台的推荐和匹配算法承担；另一方面，医生的平均回复时长、个人头像、可追溯的数字问诊记录、匿名化处理的在线回答等因素也开始发挥参考性作用。在在线问诊平台的引导下，患者对医生的选择意愿和评价越来越多地被边缘指标（peripheral cues）影响。有研究利用眼动识别技术发现，患者在选择线上医生时视线会停留在医生的照片上，而"友好的面孔"会显著增强患者的选择意愿（谭博仁，2019）。

相应的，医生也会迎合在线问诊的技术规则、推荐机制和评价体系，对线上沟通的方式、问诊技术做出适应性的调整。比如，医生会有意识地设定一些患者可以量化观测的指标，以提升问诊的效率和准确性，"我每次都会问他（问询者），你的孩子在安静状态下，呼吸次数是多少？这个是可以观察的、固定的、客观的，这些指标可以减少一部分漏诊、误诊的情况"（医生-6）。还有医生意识到沟通方式在线上评分体系中的重要性，主动承担了部分阐释性劳动。比如有医生表示，"线上的话，需要与患者充分沟通，让患者问一些问题，然后不仅要回答，而且要让患者充分理解，这样才会有一个比较高分的效果"（医生-7）。有的医生会将面对面交流中通过非语言符号（non-verbal cues）流露的信息文字化，以弥补在线问诊中情绪可见性的不足。比如有的医生表示，"有的时候有一些对病人的安抚，可能在文字里不容易体现，我会给他打一些很确切的比方，可能一下就会化解他的这种压力和焦虑"（医生-11）。

从技术可供性的视角来看，在线问诊平台提供了一种具有导向性的行动上的可能性，形塑了问诊实践的流程机制和评价体系。医生在这个过程中通过多元劳动，适应问诊的新范式。同时，这种变化对医患双方的健康素养、技术素养提出更高的要求。如一位医生认为，"医生应该更多地学习怎么当互联网医生，线下的医生怎么当线上的医生，这个需要学习，必须去学习"（医生-6）。

在线问诊在中国的发展仍然处于初级阶段。从媒介形态来看，相关平台推出的问诊形式主要包括图文问诊、电话问诊和视频问诊。从实践中的应用数量来看，图文问诊占据主导地位。这也意味着医生获取的病情信息从整体的、立体的、在场的转变为孤立的、碎片化的、平面的，医生在诊断时需要结合有限维度的信息和个人经验做出判断。

这颠覆了西医以检查为基础和中医以"望闻问切"为基础的诊疗范式，一些依靠触感、听感、影像学检查和线下治疗手段的科室受线上因素的制约更明显。如一位皮肤科医生指出，"皮肤病很依赖眼睛看和用手摸，病人拍出来的照片与人眼看到的差很远。虽然病人觉得这个照片很清楚，但是在我们看来很多细节损失掉了"（医生-1）。

另外，医生对病情的判断高度依赖患者主诉，尤其是在患者无法提供检查单据的情况下，医生获得病情资料的途径更加单一。而一些患者无法精练、准确地描述自己的症状和体征，这会增加误诊和漏诊的风险。如一位医生表示，"有一些病人的表达不准确，会误导你。比如说，有的人其实是膝关节痛，他会告诉你是腿痛"（医生-7）。

问诊在诊断学中是指医生对患者进行有目的的询问，以获取病情信息的诊查方法。医生的询问内容包括主要症状、起病原因和发病史等。虽然这个定义在"在线问诊"中同样适用，但时空的转移意味着问诊成为诊治流程中相对独立的实践。在屏幕的中介效应下，在线问诊发挥效用的范围受到限制。

（三） 数字痕迹可追溯背景下的隐私风险

线上医患交流平台具有一定的公开属性，患者需要以文字或图片的形式描述自己的病情信息，患者和医生在平台上的沟通记录也会被留存，具有可追溯性。这种公开性和可追溯性在一定程度上加剧了在线问诊的隐私风险。

医患双方以及患者之间对隐私风险的感知存在差异。一些患者表现出隐私犬儒主义的倾向，即意识到个人信息会被医生和第三方平台获取，但表示在诊疗需求面前不得不让渡这一部分隐私权。比如有患者指出，"平台本身、医生都能获取你的信息，互联网上大家都在'裸奔'，这个也见怪不怪了"（患者-9）。部分患者担心自己的病情信息被当作诊断案例公开显示在平台上，虽然准确的个人信息会被隐去，但仍然存在被熟人辨识到的风险。比如有患者表示，"比如说我被显示的信息可能就是，23 岁，女，什么症状，接下来就是和医生的对话。我就会有点担心，会不会真的有同学不小心看到我的记录"（患者-11）。一些患者在上传涉及私密部位的病情照片时存在顾虑，他们更倾向于在线下医院的私密性空间里进行相应的检查和诊断。但相反，也有患者认为线上交流的匿名性会让自己的医疗信息更具私密性，其自我披露的意愿也更强。比如有患者表示，"总觉得线上医生其实不知道你是谁，所以没有顾虑，会很放心地把很多隐私聊出去"（患者-13）。

有医生从职业操守的角度出发，认为患者对于医生泄露患者隐私的担心是不必要的，他表示，"患者疾病方面的隐私是必须说出来的，我不可能把你的病历拷贝下来，发到哪里拿去卖钱，这个是由我们自己的职业操守决定的"（医生-8）。

另外，医患沟通记录的可追溯性也会影响医患双方在线上交流中的行为模式。比如有医生表示，线上交流记录可以作为一种证据，医生考虑到后果可能在回复患者时更加审慎；而从患者的角度出发，在线医患沟通留下的数字痕迹会增强患者的安全感，"你听从他（医生）的医嘱去做的，那其实是有记录的。到时候如果需要问责，你可以有渠道去找"（患者-9）。

同时，信息安全风险客观存在于整个线上医疗产业中。医疗信息敏感性高、私密性强，且具有很强的使用价值和变现能力，一旦被泄露或非法买卖，会带来恶劣的社会影响。有媒体报道，存在医院的实时挂号数据被第三方预约挂号短信平台泄露的现象，数据以 3 元每条的价格售卖，为医药不法营销和医疗骗局提供了便利（人民网，2021）。

近两年来，监管部门针对移动应用的个人信息保护专项监督活动陆续开展，以解决在线医疗行业信息安全性低的问题。虽然线上医患交流平台的隐私保护意识有所增强，但在数字痕迹可追溯的今天，进一步保护患者隐私，建立更良性的医患交流生态是未来平台亟须努力的方向。目前的区块链技术能提供一定的解决方案，但具体的操作及落实仍须进一步深入探索。

三　人际和群体层面的沟通风险

（一）患者主体性增强背景下的医患沟通风险

知识和权力具有伴生关系。在《临床医学的诞生》一书中，福柯（Foucault，2012：109）探讨了医学是如何确立自己的权威，建立和巩固自身作为一种实证科学的地位的。从关系权力的角度来看，医院可以被看作由知识建立起来的权力空间，空间的设置、医生的目视和言语都会隐晦地向患者施加权力。受访者普遍反映，患者在线下面诊时有焦虑、急促的情绪，存在不想占用医生和其他患者过多时间的心理。如有患者表示，"因为大家都很紧迫，时间很紧张，所以肯定没办法聊得更多。线下比较像流水线，相对而言线上的医生更人性化一些"（患者-9）。也有医生表示，"患者进了诊室就不知道该说什么，总感觉他满脑子的疑问，但到诊室来就不知道说什么"（医生-6）。

而在在线问诊的过程中，医疗资源和健康信息的强可及性削弱了医生的权威，患者在医患沟通中积极寻求更多主导权。一方面，患者会在线上问诊之前在网络上查找有关其疾病的信息，寻求医生的印证；另一方面，患者可以问诊多位医生，降低医生对病情判断的不确定性。医患沟通的模式也更多地向相对平等的协商式沟通转变（曹博林，2021）。比如有医生表示，"线下的话，病人有时觉得有上下级的那种关系，他（医生）说什么我都要听。线上的话，就可以商量，比如说有的药他想先不用，或者他有什么顾虑，都可以想好了，再发给我"（医生-9）。

在微观修辞层面，患者的自我赋权体现在对医生提供的健康信息有更多追问和反问，患者在线上沟通的过程中有更多获取和理解健康信息的时间。比如有医生提到，"有些家长在线上问得特别多，我就开玩笑说你简直是让我给你讲课，搞医学教育"（医生-2）。

患者对医学信息的掌握和主体性的增强，打破了实体医院中既有的医患权力关系。这种关系的变化为医患间更加平等的协商式沟通提供了可能。然而，医生和患者也会在权力关系的变化中产生不适应感，患者的反复追问可能会对医生造成困扰，甚至被看作对医生权威和专业性的质疑。比如有医生表示，"如果他拿网上的东西来抨击我，这个时候我就会非常反感，因为觉得自己的专业受到质疑"（医生-2）。由此可见，双方需要在权力关系变化的过程中不断协商，达到新的平衡。

在线上问诊过程中，患者具有更强的主体性和参与感，会更主动地表达情绪并期待得到反馈，其在医患沟通中的需求也更加多元。这些多元化的需求对医患沟通的方式和效率提出更高的要求，权力关系的变化进一步提高了医患沟通的不确定性。

（二）群体性认知差异带来的效果风险

在医生看来，虽然在线问诊可以为患者提供就医指导、方便医生维护和管理复诊病人，但终究不能取代线下面诊和检查。因此，医生在线上提供的医疗建议整体来说偏保守，通常会避免使用笃定的语气，以规避误诊的风险。有受访医生倾向于只接受本地患者的线上问诊需求，因为"线下交流是医患之间信任感建立的基础"（医生-6）。还有医生会向患者说明在线问诊的局限性，调整患者对在线问诊效果的期待，比如在提供医疗建议之外"附带一句'我没有见过你孩子现在的状况，我的意见仅供参考'"（医生-2）。在病情复杂、病情可能发生变化或未被完全把握时，大多数医生会直接建议患者转诊或到附近的医院线下面诊。

这种从医生端传达的不确定感往往会被患者感知为"模棱

两可""针对性不强""感知效能低"等。另外,不少患者存在"对症下药""药到病除"的医疗观念,不承认医疗建议或服务具有经济价值,认为医生是否开药是衡量问诊效用的绝对标准。比如有医生提到,"平台收 20 元问诊金,有的病人就很不满,说'你收我的钱了,你又不给我下方子'"(医生-3)。也有患者表示,"如果我自己判断我的病情就是必须吃药,但是医生没有给我相应的处方建议,我可能会觉得线上问诊的效用下降"(患者-6)。由此可见,医生和患者在在线问诊的效用问题上仍存在较大的认知差异。

而当明确意识到这种认知差异的存在时,医生可能会产生较大的心理负担,"感觉让人家支付了费用,又没有解决他的问题,会有点不好意思"(医生-1)。一些医生甚至在无法满足患者的开药需求时退号退款,主动承担时间和经济损失,避免产生医疗纠纷或收到患者的差评。

由此可见,虽然医患双方都会根据已有的在线问诊经验动态调整心理预期,但他们对于在线问诊的效用问题还未能在同一认知空间中达成普遍共识,这也增加了医患沟通的风险。

(三)去个性化效应下的认同风险

去个性化效应的社会认同模型(Social Identity Model of Deindividuation Effects,SIDE)指出,网络的匿名化效应会改变自我身份和社会身份的相对显著程度,并由此带来社会层面的认知影响(Reicher et al.,1995)。

在线上医患交流平台上,患者和医生的个体身份被隐匿,但他们作为群体的身份是显著的。尤其是对于患者来说,在线上问诊中医生的及时性、态度和专业性可能会影响患者对整个医生群体的认知和态度，即便患者和医生的线上匹配机制具有一定的偶然性。

患者在评估在线问诊的风险时，往往缺少纵观全局的数据和资料，所以来源于个体经历的一手经验成为判断风险大小的主要依据。一些患者表示，自己的过往经历会成为认知在线问诊平台和医生群体的锚点。比如有患者总结出"线上的医生会更加随和、真诚，线下医生很冷漠"（患者-11）的规律；还有患者表示，"我在线上被骗过一次，就再也不会用线上"（患者-13）。

个体经验和宏观层面的客观事实之间难免存在偏差，但由于在线问诊中医患具有显著的群体身份，个体经验不仅会影响医患对沟通者本人的评价，也会在群体层面影响医患关系和医患对平台的信任感。从这个意义上说，在线问诊可能会成为影响医患关系的关键力量。营造良好的医患线上沟通环境、培养医患之间的信任感，对于缓解医患紧张关系、更新医疗理念具有重要意义。

第二节　线上医患交流的风险应对：
作为与策略

一　面对不确定性的风险应对：不同主体的已有作为

贝克等（2014：8-16）指出，反身性（reflexivity）是现代社会的重要特征，是个人和机构在信任感坍塌和绝对真理受到挑战的背景下自我适应的策略。在线上问诊的背景下，诊疗的技术范式和权力空间发生变化，医生和患者都在积极调整和探索适应新变化的心理机制和行为模式。

为降低非即时沟通场景下的时间风险，医生会引导患者"将所有问题一起发出来"（医生-4），然后利用集中的时间进行解答；也有医生建立了回答常规问题的模板，以减少问诊过程中的重复性劳动。患者也会主动出示检查单据，或者将病情"一次性描述清楚"（患者-10），主动提升沟通效率，节省问诊时间。为控制屏幕中介效应下的技术风险，医生会提供可量化、可获得的指标供患者参考，并结合实际的检查单据，获得更客观、更可靠的病情描述。医生也会主动向患者说明在线问诊的局限性，在病情复杂、判断模糊的情况下建议患者线下就诊。为规避人际和群体层面的沟通风险，医生会承担更多的阐释性工作和情绪劳动，给病人倾诉的机会；患者也逐渐认识到线上问诊的适用场景有限，医生提供的医疗建议并不等同于医药处方，比如有患者表示，"如果他确实说你最好还是来检查一下，我肯定还是会过去"（患者-10）。

在医患双方之外，在线问诊平台、医疗机构、政府公共卫生部门等众多主体也在探索和完善控制风险的措施。在政策和监管层面，《互联网医院管理办法（试行）》（2018）赋予了互联网医院合法主体身份，《关于在疫情防控中做好互联网诊疗咨询服务工作的通知》（2020）等文件加速推进了互联网医疗的发展进程。从横向的覆盖议题来看，已经制定的政策覆盖了准入政策、医药政策、价格政策和信息安全政策等各个方面。比如《药品网络销售监督管理办法》（2022），明确规定了药品网络销售者资质、网络销售范围、网络销售处方药条件等；《关于积极推进"互联网+"医疗服务医保支付工作的指导意见》（2020）提出要提升医保基金使用效率，运用大数据等技术手段监测并严厉打击欺诈骗保行为；2021年相继颁布的《中华人民共和国数据安全法》《中华人民共和国个人信息保护法》也对保障医疗信息安全起到重要作用。

在医疗机构层面，医院也在积极探索优化线上线下医疗资源配置的方式。在线问诊改变了原有的分配格局，让优质医疗资源的服务半径扩大，使来自医疗资源相对薄弱地区的患者也可以获得一线、二线城市三甲医院的医疗资源。越来越多的医院致力于推进互联网医院，一些医院鼓励医生通过第三方的线上问诊平台打造值得信赖的口碑，继而建立个人品牌，并通过线下转诊提升门诊量。比如有医生表示，"医院鼓励年轻医生多牺牲一点个人时间（做线上问诊），把病人积累起来"（医生-8）。医院在线上诊疗领域的积极探索，有利于各方之间形成明晰的权责边界，减少医疗纠纷。

在线问诊平台作为互联网信息服务提供方，也在产品设计层面采取了相应的风险规避策略。一些在线问诊平台具有清晰合理的产品定位，着力于做好线上的"基层医疗机构"，在科普、筛查转诊、复诊等领域发挥专长（中国新闻网，2021）。一些在线问诊平台会制定严格的准入规则，对平台上的医生进行标准化培训，并做好质量监控，有章可循地处理好违规行为和医患的申诉（怡禾循证，2024）。同时，购买医疗责任险逐渐成为行业规范，医疗责任险能够减轻医师在给出诊疗建议时的精神压力，也能在真正发生医疗纠纷时减少各方的时间、经济损失。包括平安好医生、好大夫在内的多个在线问诊平台为医患提供了类似保障。

二 线上医患交流的风险应对策略

本节在对访谈文本进行探索性研究的基础上，分析了医患双方感知到的三类风险。基于以上三类风险，笔者尝试从不同主体的视角提出导向性建议，以期为在线问诊实践提供参考。

医患双方作为在线问诊的主体，扮演着至关重要的角色。从患者的层面来说，首先，患者应当合理调整对在线问诊的期望值，认识到在线问诊的辅助性地位，承认和重视医疗建议的价值。其次，患者可以在问诊过程中将对病情的描述条理化和结构化，提升沟通效率，主动提供检查单据和过往病史，减少问诊过程中的不确定性和误诊风险。从医生的层面来说，首先，医生可以充分调动线上资源，比如开通个人媒体，或借助成熟的健康传播平台科普相关医学知识，打造个人品牌，同时在线上问诊的过程中节省阐释成本，提升沟通效率。其次，医生需要适应医患权力关系在线上沟通中的变化。医生可以在交流过程中适当关照患者的情绪需求，给患者倾诉的机会并耐心倾听，或将线下问诊中非语言线索传达的信息文字化。最后，医生可以调整线上问诊方式，提供可量化、可操作、可执行的指标和建议，主动说明在线问诊的局限性，在没有把握时建议患者线下面诊。

医院、在线问诊机构和平台，以及相关的政策制定者和监管机构作为在线问诊的"行动者"，也在很大程度上对在线问诊功能的发挥起重要作用。从医院的层面来说，医院应顺应信息化的趋势，与在线问诊平台之间实现优势互补；医院应致力于提升诊疗水平和硬实力，同时利用在线问诊平台做好患者病例沉淀和医生品牌建设；医院应明确与医生、在线问诊平台之间的权责边界，减少风险事件对医疗机构的影响；医院还可推进互联网医院的建设，整合核心医疗资源，并通过在线问诊带动门诊量增加，形成良性循环。从平台层面来说，首先，在线问诊平台要优化沟通机制，节省医患双方的时间成本，从而增强医生的获得感和患者的效用感知，提升用户黏性。其次，在线问诊平台可以在康复治疗、慢性病管理、诊后随访等细分领域发力，挖掘自身的核心价值，寻求可持续赢利的商业模式。另外，在线问诊平台应坚守医疗安全和质量红线，坚决抵制并及时处理违法违规行为。从政策和监管层面来说，首先，相关部门应加强有关处方药开具、医保适用范围、个人医疗信息保护等规定的落实和监管，制定统一的互联网医院细则，对在线医疗的各个方面实现精细化管理。其次，相关部门应加强对患者的健康教育，培养患者获取和理解健康信息的能力，继续推进建立健康知识和技能核心信息发布制度，普及科学准确的健康知识，协调医患双方对在线问诊的定位和期待。

　　本节从传播学的视角出发，以"感知风险"为概念工具，将医患双方的不确定感和不信任感理论化，并提出相应对策，以期互联网技术持续为医疗产业赋能，成为合理分配医疗资源的抓手和改善医疗环境的路径。需要说明的是，笔者和被访医患对在线问诊并非持悲观态度。在线问诊在慢性病管理、中青年轻症急症诊治和辅助线下就医等场景中有广阔的应用前景，对于提升医疗资源可及性、改善和调节医患关系具有重要作用。事实上，大多数受访医生是在线问诊平台的稳定用户，具有丰富的在线问诊经验。然而，相较于互联网在其他领域的应用，在线医疗的容错率更低。医疗与民生问题息息相关，误诊漏诊、医疗纠纷、利益输送等风险事件关乎患者健康和生命，具有较大的社会影响。因此，在早期识别、评估、控制和规避风险，对于促进在线问诊行业的良性发展具有重要意义。

第七章　线上医患交流的本土困境与应对

第一节　数字化变革与中国的线上医患沟通

尽管中国的医疗系统不断完善，但仍面临诸多尚待解决的困境。从民众层面看，"看病难、看病贵"是民众面临的重大问题之一。所谓"看病难"，主要是因为优质医疗资源匮乏。在一些地区，高水平的医疗服务并不普遍可得，可信赖的高技能医生更是稀缺。这种情况导致患者在求医过程中经常面临选择的局限，不得不长时间等待甚至远赴他城寻求更好的医疗服务。所谓"看病贵"，则体现在医疗费用经常超出普通家庭的支付能力，特别是重大疾病的治疗负担成倍增加，使许多家庭面临巨大的经济压力。从机构层面看，医疗资源分布不均问题较为严重。大型医院因虹吸效应吸引了大量患者，这不仅导致医生超负荷工作，还使医院的管理效率难以提高。此外，医生的劳动投入往往未能获得相应的社会认可和经济回报，这在一定程度上影响了医疗服务质量和医生的职业满意度。医院运营成本的高企，加上激烈的市场竞争，使医疗机构在维持运营和升级服务上面临巨大挑战。从产业层面看，医疗健康产业链的问题也不容忽视。尽管医疗技术取得显著进步，但产业链的上下游协同仍显不足，导致医疗服务流程和数据共享受阻。此外，医疗产品的流通环节过多，流通成本高昂，损耗严重，这些都直接影响了医疗服务效率的提升和成本的降低。整体上，缺乏一个能够整合各方资源、优化服务流程的平台，这在一定程度上阻碍了医疗服务模式的创新，也限制了高价值健康服务向社会大众的普及。

面临上述多方面的医疗挑战，全球各地采取了多种多样的应对方式，其中采用数字医疗手段是一种广泛的趋势。中国作为一个人口众多且具有独特医疗体制的国家，对数字医疗的需求尤为迫切。中国巨大的人口基数意味着医疗需求量非常大，常规的医疗服务模式很难在保持质量的同时满足如此庞大的服务需求。数字医疗可以通过提高服务效率解决这一问题，如通过在线咨询、电子健康记录和远程监测等方式，减轻医院的人流压力，提升就医效率。此外，中国独特的医疗体制也促进了对数字化的需求。优质的医疗资源大多集中在大城市的大医院，这导致了资源分布的不均和医疗服务的地域差异。数字医疗能够通过构建跨区域的医疗信息系统和提供远程医疗服务，优化资源配置，使边远地区的居民也能享受到优质的医疗服务。数字化还能在应对公共卫生事件中发挥关键作用。通过集成和分析大量健康数据，数字化技术不仅可以提前预警可能的公共卫生风险，还可以在突发公共卫生事件中快速调配资源和做出响应。

本书关注的线上医患交流作为一种典型的数字医疗模式，在解决中国的医疗困境上一直被寄予厚望。线上医患交流为患者特别是常见病患者和慢性病患者，提供了大量的便利，能有效地满足这部分患者的需求，是缓解中国医疗压力的重要着力点。此外，在资源调度上，线上医患交流可以有效地动员一部分医疗工作者，发挥医生的主观能动性，促进医疗资源富有地区和医疗资源贫瘠地区的互动。但在数字化浪潮下，如何实现深度数字医疗有待新的政策化和实践性探索。

线上医患交流是数字医疗服务中链接医患双方的方式之一。数字医疗包含移动医疗（mHealth）、远程医疗（Telehealth）等概念，它作为现代医疗服务体系的一个重要组成部分，已经深入诊前、诊中和诊后的各个环节，提升了医疗服务的效率和患者的医疗体验。在挂号、问诊、随访追踪、提醒用药和依从性等方面，数字医疗技术都发挥了不可或缺的作用。同时，在不同类型的疾病管理中，数字医疗同样展示了其较大的应用潜力和实际效益。数字医疗服务还可以帮助医生联系同行、追踪专业热点、简化办公流程，为患者提供更好的社群交流平台和社会支持网络等。

在诊前，数字医疗可以通过提供在线挂号系统，极大地减少患者在医院的等待时间，并通过移动应用实现预约提醒功能，确保患者能够准时就诊。此外，患者可以通过移动平台接受健康教育，了解疾病的基本知识和日常管理信息，这对于慢性病患者尤为重要。在诊疗过程中，数字医疗可以通过提供电子病历和实时数据监控，为医生决策提供辅助服务。医生亦可以通过平台迅速查看患者历史信息和相关健康数据，更准确地诊断和制定治疗方案。在诊后，数字医疗的优势在于能够提供持续的健康管理和病情监控，尤其是对于慢性病患者。移动应用可以发送用药提醒、复诊提醒等通知，帮助患者遵守治疗方案，提高治疗的依从性。此外，通过数据收集和分析，移动平台能够提供个性化的健康建议和生活方式调整建议，促进患者的健康行为。

数字医疗技术结合现代传感器和可穿戴设备（如心率监测器和呼吸监测器），可以极大地丰富其在多种疾病管理中的应用，使慢性病和急性病患者的日常监测与医疗干预变得更加精准和及时。这些技术不仅改进了病情监测和管理流程，也提升了医疗服务的个性化和移动性，为患者和医疗提供者带来了前所未有的便利。例如，在心脏病或肺病等慢性病患者的管理中，可穿戴设备能够实时监测患者的生理指标，并将数据无缝传输至医生端，这可帮助医生根据实时数据及时调整治疗计划或进行必要的医疗干预。此外，这些设备还能够帮助患者在家中进行康复训练，通过持续监测提高康复效率。而在心理健康问题上，医生可通过可穿戴设备或移动应用程序监测患者的睡眠模式，如睡眠周期、深睡时间及夜间觉醒次数等，获得患者关键的生理数据，这对于诊断和治疗失眠、焦虑、抑郁等睡眠障碍有很大帮助。通过分析这些数据，医生可以调整药物剂量或推荐行为疗法，以改善患者的睡眠质量和心理健康状态，也可以在患者经历心理危机时提供及时的支持和干预。

数字医疗还可以为医生群体提供多样化的职业工具，优化医生职业的行政管理与专业发展。在日常的医疗实践中，医生需要管理大量的患者信息和医疗数据。数字医疗平台可以通过提供清晰的患者问诊数据和可视化的数据呈现，简化医生的工作流程，减少问诊过程中的时间和精力消耗。通过数字医疗应用，医生可以迅速获得患者的历史健康记录、实时数据和治疗进展，这不仅可以提高诊疗的效率，还可以增强医疗决策的精准性。此外，数字医疗平台上的数据整合和智能分析功能，可以进一步帮助医生掌握患者的综合健康状况，从而制定更为个性化和精确的治疗方案。数字医疗的另一个功能在于，还可以扩展医生的职业网络。通过各类专业交流平台和社交媒体工具，医生能够与同行进行实时交流和知识分享。这种跨地域、跨专业的互动能使医生追踪最新的医疗热点和科研进展，提升医疗服务的质量和创新能力。医生之间的协作和讨论不仅能促进专业知识的扩散，也能为分析和治疗复杂或罕见疾病提供更多的思路和方案。

数字医疗环境也赋予了患者前所未有的资源，不仅能增强他们作为"知情患者"的能力，也能提升他们作为"主动患者"的参与度。数字医疗工具的普及可以使患者更好地接触、理解并运用相关的医疗信息，从而在医疗决策过程中扮演更加核心的角色。患者能够通过各种在线医疗平台，建立和参与多种社群。这些社群不限于患者与医护人员的互动，还包括纯患者之间的交流，它们为成员提供了一个分享经验、信息和情感支持的空间。例如，患者可以在这些社群中分享治疗经历、药物反应和自我管理策略，从而帮助其他成员做出更明智的健康决策。这种支持不限于医疗知识的交流，还包括对慢性病患者日常管理的帮助，增强他们对治疗过程的掌控感等。数字医疗社群还能提供一些具体的实际帮助，如陪诊服务、交通协助，甚至是药物的配送，从而提高患者获取医疗服务的便利性。

数字医疗的发展前景广阔，其潜力在于通过技术创新，提升医疗服务的可接近性、效率和个性化水平。然而，这一领域的扩展也伴随着一系列挑战和需求，如实践层面的支付问题、医疗纠纷的解决机制以及医疗资源流动性的增强等。以线上医患交流服务为主体的在线问诊在中国尚未被纳入现有医疗保险体系。尽管现在已有一些城市开展尝试性实践，但与全面覆盖、打通线上线下问诊服务还存在一定距离。例如，深圳市医疗保障局与市卫生健康委员会共同推出政策，明确了医保支付线上复诊的病种范围，以让医保服务覆盖线上医疗服务。北京市医疗保障局亦提出"互联网复诊"费用的在线实时分解与即时结算，使患者在线开具的药品也能得到报销。但这些政策在更大范围内的落实和实践执行仍需要一些时间。此外，随着数字医疗的普及，医疗纠纷的解决机制亦需适应新环境。在线上医患交流中出现的纠纷通常涉及多方面的责任分配，包括医生、医疗机构、患者以及相关的技术平台等。建立和完善有效的在线医疗服务质量控制和纠纷调解机制，亦是实践发展中的重要议题。此外，数字医疗为资源分配提供了新的可能性，特别是能够通过远程技术将医疗资源从资源丰富地区转移到资源匮乏地区。为了更好地实现这一点，需要进一步的政策支持和战略规划。

总之，数字医疗方兴未艾，潜力巨大，但也面临多项挑战。未来，需要通过创新的政策制定和技术应用，将这些挑战转化为推动医疗服务改革和提高公共健康水平的机会，确保数字医疗能在安全、有效且公平的基础上惠及更广泛的群体。

第二节　商业化浪潮下的专业
主义与医患沟通

　　线上医患交流是互联网医疗服务的核心内容。技术的介入为人们的寻医问诊提供了极大的便利性，也改变着传统的医患关系。随着互联网平台的兴起与商业化浪潮的推进，医疗服务的提供和接受方式出现了显著的变化。这种变化引发了对医疗专业主义在现代医疗服务中角色的深入探讨。在互联网平台环境下，商业化浪潮与平台竞争为医疗服务注入了更多商业化内容，医患关系逐渐向服务提供方与消费者关系方向发展——在商业化浪潮之下，医疗专业主义也承受着商业主义对其的冲击（王宇，2022）。

一　互联网时代的医疗商业化趋势与实践

（一）医疗商业化的历史演进与互联网的技术驱动

　　事实上，对医疗保健领域商业性与市场化问题的讨论并不是新近产生的。1985 年，中国开始实行不同形式的"承包机制性的经济责任制"：对医疗业务科室等单位实行"定人员、定指标、定质量、定金额、超额提成"办法；对病房、门诊、环境卫生实行"定范围、定质量、金额承包"办法；对制剂收入实行"内部独立核算"，以纯利润按比例提成。自此，医院走上了自负盈亏的改革道路，医疗服务也因此更具有商品的一般属性。曹永福等（2005）指出，在市场经济条件下，医疗服务作为可供交换的商品，其供需双方以货币为媒介发生商品交换关系，从这一角度来看，这种医疗市场化和商品化是客观存在且必然存在的。而袁菁华（2010）反对这一观点，并指出判断医疗服务是否市场化应该是看其是否竞争性的，而在当时的社会背景下，中国医疗服务的提供仍然是一种非竞争性的，因而不能说是一种市场化的表现。随着医改政策的持续推进与资本的入场，民营企业等逐渐发展起来。前瞻研究院统计数据显示，自2014年至2021年，中国民营医院数量持续增加，且诊疗人次占比不断上升（前瞻网，2021）。在市场竞争推动下，高端医疗也由此发展起来，为人民群众提供了更多更优质的医疗服务选择。如果说以竞争性或非竞争性来衡量中国医疗是否市场化与商业化，那么在如今日渐激烈的市场竞争与医疗业发展下，其商业与市场属性则毋庸置疑。

"互联网+"时代的到来促进了技术向各个领域的渗透，也使传统的商业模式发生了颠覆性的变化（李勃昕，2020）。与以往"终端为王、渠道为王"的传统商业逻辑不同，互联网的商业思维更侧重于"数据为王"。有学者指出，当下的互联网商业模式日趋复杂和模糊，数字经济的去中心化和动态化使我们难以从中找到相同的商业模式，但总的来说，这种以数据为核心的思维大致决定了互联网平台竞争的两大思维导向：供应端的产品供应链竞争与消费端的用户流量竞争（Fehrer et al.，2018；马蓝等，2021）。2014年，互联网医疗正式进入中国市场，医药电商开始"试水"，在发展过程中逐渐向更多的医疗服务领域扩散，如在线问诊、远程医疗等便民服务的出现让互联网医疗越来越多地贴近百姓生活；突发公共卫生事件的发生成为互联网医疗行业发展的催化事件，进一步助推了互联网医疗的发展。中研普华产业研究院统计数据显示，2023 年，中国互联网医疗行业市场规模达 3102 亿元，并将于 2024 年达到 4190 亿元（中研网，2024）。观研报告网（2022）统计数据显示，从投融资情况来看，2021 年，中国互联网医疗市场共发生 45 起投资事件，投资金额达 120.42 亿元。依靠政策支持与市场选择，目前中国互联网医疗平台主要分为内容型与服务型两大类，且以商业性质的辅助性平台为主。可以说，互联网技术为医疗服务市场的赋能让在线医疗服务逐渐渗入百姓的日常生活，也进一步将医疗商业化和市场化发展趋势推向新的高峰。

（二）线上医患交流的商业模式与运营逻辑

上文提到，互联网时代的核心商业思维是包含供应端产品供应链竞争与消费端用户流量竞争的"数据思维"。随着互联网医疗商业平台的产生和发展，这种思维模式也成为医疗商业平台管理与运营的主要指引。有学者指出，传统的波特主义（Potterism）观点强调企业的可持续竞争优势和赢利能力（Benson-Rea et al.，2013），但当代的商业逻辑强调以消费者为中心的价值共创（value cocreation），这也推动商业公司不断调整自身，以对动态的市场生态做出回应（Ehret et al.，2013）。从这一角度来看，互联网医疗的平台商业模式可以理解为用户层、平台基础设施层和服务供给层之间的信息与服务交换的商业模式（Ondrus et al.，2015；Saebi and Foss，2015）。平台作为中介，需要基于高度标准化和高度可扩展的技术基础设施，将各种参与者高效地联系起来（Thomas et al.，2014；Ondrus et al.，2015），强调服务主导的商业思维。

从服务生态系统的价值共创视角来看，所有参与者通过资源整合和服务交换提升其在系统的状态，同时通过外部资源强化自己的价值（简兆权等，2016）。从服务供给层来说，医疗商业平台的运营逻辑可以被看作平台与服务供给方的价值共创，强调以消费者为核心的平台服务逻辑与品牌逻辑（马蓝等，2021）。在服务逻辑下，医疗商业平台提供的服务质量与平台基础设施为用户提供的使用体验直接相关，因此，医疗商业平台往往会选择与较为权威的医疗机构等进行合作或吸纳更多的在线医疗资源，以其权威性和高选择度为自身平台建设做信任背书（张颖、朱庆华，2018），从而更好地提供服务。另外，为保证最大范围的用户能够使用，医疗商业平台会在设计上降低使用门槛，以保证平台易用性（Ren and Ma，2023；莫敏等，2022）。平台的品牌逻辑建立在良好的服务与用户信任基础上并反过来对其产生影响，换句话说，品牌逻辑承认品牌价值是公司与其利益相关者共同创造的（Merz et al.，2009）。对于医疗商业平台来说，医生等服务提供者的入驻成为平台打造自身专业品牌的"招牌"，医生的专业、权威性会被附加到平台上，而权威、专业的医疗服务人员越多地参与到该平台中，平台释放的市场信号越强（Shah et al.，2021），也就越有利于打造平台的品牌价值；反过来，医疗商业平台"大品牌"释放出的平台信誉与医疗资源丰富度越强，越能吸引用户，越能为所入驻的服务提供者提供更多的交易机会（Li et al.，2016）。而在商业竞争下，平台的医疗资源在很大程度上并不与其他平台共享，因此也会造成平台的服务垄断（Srnicek，2017）。

从用户层面来说，医疗商业平台的运营逻辑可以被看作平台与消费者的价值共创。在这种共生关系中，口碑与流量成为这一关系中的核心逻辑，这一逻辑建立在服务供给方的品牌与服务质量上。对于平台而言，口碑逻辑与平台声誉息息相关，是平台与消费者关系中的一种信任体系，也是分布性信任机制下的一种宣传措施（博茨曼、罗杰斯，2015）。消费者在分布性信任体系中不再处于信任的下游，而是能够通过交流获取关于平台与商户的更多信息，以支持自身做出决策判断（董晨宇、段采薏，2019）。对于已有体验经历的消费者而言，口碑逻辑是他们表达自身购买和使用感受的重要渠道；对于潜在消费者而言，口碑逻辑是他们获得平台服务体验评价信息、做出消费决策的重要信息来源（姚琦等，2022）。因此在很大程度上，口碑逻辑既可以被看作用户间自发的互助行为，也可以被看作平台自身声誉维护与影响力扩张的间接性广告。更好的口碑有利于吸引更多用户，达成更多交易订单，缩短变现时间，是平台与服务提供方争取更大收益的重要条件。对于平台来说，用户评论数量、商户数量等都是平台的流量来源，也是声誉经济下平台吸引融资的重要手段（Wang et al.，2019；Li et al.，2019）。可以看出，平台的功能性服务与消费者口碑在平台的引流中起着极为重要的作用，这也证实了在互联网医疗商业市场中，无论是服务逻辑、品牌逻辑还是口碑逻辑，都是以消费者为主的服务主导的流量逻辑，通过参与主体的价值共创提升平台的市场占比与影响力，从而吸引更多的主体（包括融资主体、服务主体、消费主体等）参与服务生态系统的共创，扩大商业版图。

二 互联网医疗中的专业主义

（一）专业主义在商业化逻辑下的发展

专业化是现代医疗的典型特征。一些学者将医疗专业主义的核心构成要素概括为卓越、人本、利他和责任（MacKenzie，2007；姜利斌等，2008）。其中，"卓越"主要是对医生专业能力的要求。医疗行业作为一种高度专业化的职业，其从业人员需要通过正规的教育与专业考核认证才能获得从业资格（Relman，2007）。可以说，专业技能是对医疗从业人员的基本要求。"人本"、"利他"和"责任"则主要强调医生的职业道德。许志伟（2005）认为，医疗专业的核心价值在于承担保护公众健康的责任，这需要医生为患者的最大利益服务，将患者利益的优先性作为专业忠诚的标准与义务，这本质上体现的是一种利他主义的专业精神。

在中国，医疗专业主义的出现和发展与医疗卫生体系的专业化息息相关。姜利斌等（2008）通过梳理中国医疗专业主义的发展历程指出，中国医疗专业主义的正式兴起与改革开放的历史进程相契合，经历一系列医疗体制改革后，中国逐渐确立起专业化、科学化、社会化的医疗卫生事业，建立起现代医疗体制。其中，现代医学专业化教育、专业医疗服务机构的建立、自主性职业领域的确立，以及不同医疗领域与种属的细分，使现代医学发展的专业性与独立性更为凸显。同时，现代医疗专业主义的发展使医疗卫生管理与保障制度更为规范化和流程化，国家政策的外部强制约束与医疗专业主义非强制化的约束共同督促从业者恪守职业操守，保持医疗卫生领域的自律性（翟晓梅，2016）。随着市场化改革的不断深入，商业力量不断强化并逐渐取代了政治力量的主导地位，也为医疗卫生服务从业者及相关机构提供了谋利的合法性。尽管许多学者认为，按业绩付费（P4P）这种经济激励能够刺激医疗从业者参与市场竞争、提供更优质的服务，但大部分学者认为医疗领域的利益取向并未产生预期效果（Mullen et al.，2010；Van Herck et al.，2010）。Brody（2014）指出，按业绩付费取得的实际效果远低于其计划成本，在经济主义思维的导向下，医疗机构可以以此拒绝病情最严重和最需要治疗的困难病人的治疗请求，这在极大程度上冲击了医疗专业主义。

互联网技术与平台经济的出现和发展，进一步推动了医疗商业化进程。依托医疗大数据，能够实现对患者身体的监测与远程的医疗跟踪，提供更为专业、实时的医疗服务和干预（朱海玲，2022）。同时，互联网医疗可以提升精确分诊能力，实行对症的专业问诊与治疗服务，提升医疗服务效率。再者，互联网医疗可以为医生的多点营业提供技术支持，在提升医生接诊效率的同时，使医生获得更多额外的个人收入，激发医生的工作热情（马骋宇、王启桢，2018）。另外，在互联网医疗环境下，患者满意度成为衡量医生专业能力的重要标准，这也对医生的专业能力提出更高的要求。在线上医患沟通方面，如何在线索缺失的环境下最大限度地展现专业能力与人文关怀被纳入医生的专业能力范围内，为新的医疗专业主义注入了新的时代内涵（杨凯，2021；Chester and Glass，2006）。

总的来说，随着政策与技术的发展，医疗专业主义经历了专业化与商业化的阶段性历程，专业主义与商业主义的融合实践也不断推进。但在这一过程中，有关商业化逻辑对医疗专业主义影响的讨论从未停止，其不同逻辑导向下的价值冲突也成为亟须关注的话题。

（二）专业主义在商业化逻辑下的价值冲突

上文提到，在互联网医疗的商业逻辑下，通过增加收入和利润增加股东价值是主要目标，用户所带来的流量是平台关注的重点，为此，平台遵循服务思维、品牌思维、口碑思维等多种商业思维策略，以留住用户，建立更稳固的用户关系。但与此同时，平台环境下的医疗工作提速与“工业流水线式”的交流问题也凸显了出来（李月琳等，2021b）。医疗商业化所带来的效率逻辑和实用逻辑，在很大程度上冲击着医疗专业主义所强调的专业技能与职业道德，思维导向的背离也让二者在融合发展的过程中产生了诸多价值冲突（姜利斌等，2008；Relman，2007）。

在商业主义的效率逻辑下，为在有限的时间内获得更多的流量与问诊量，线上平台的医疗工作服务需要不断提速，问诊流程也在市场要求下不断被简化乃至跳过，这种速度的提升往往会造成难以把控服务质量（翟晓梅，2016）。如在在线问诊过程中，医生往往根据患者的描述制定较为普遍适用和保守的诊疗策略；在面对具有相似症状的患者时，医生也往往会选择将同样的问诊建议多次分发以提升就诊效率。在这一过程中，专业化问诊流程并未得到严格遵守，患者个体细微不同的症状筛查也不再被重视，保守且普遍适用的治疗方案在很大程度上成为一种"省时省力"的策略选择，对患者本身的关注与责任意识也由此被消解。除此之外，线上线索的缺失等因素事实上对医疗服务提供者提出更高的时间沟通要求（Stivers and Heritage，2001；张利江等，2022）。显然，"追求绩效"的效率逻辑与这种"耗费时间"的负责任的专业思想在根本上是对立的——也就是说，在商业主义的效率逻辑下，医疗专业主义所包含的责任要求难以实现（Civaner et al.，2016）。如果一味追求效率，那么互联网医疗服务便会退化为医疗从业人员追求自身利益最大化的职业工具。

在商业主义的实用逻辑下，为在有限的线上条件和忙碌的问诊工作下为患者提供切实有效的解决方案与诊疗建议，医生需要用简短有效的治疗方案快速、专业地回应患者疑问，这也在很大程度上造成了上述"一次回复多次分发"的现象与"工业流水线式"的医患交流问题（陈子璇等，2023）。对于患者而言，当在仔细描述病情后却收到医生的"群发"回复时，他们容易产生不被重视等感受，甚至质疑医生的专业性，影响沟通效率与对问诊结果的依从性（莫敏等，2022；Liu et al.，2020；Lu and Zhang，2019）。从这一角度来看，这种一味追求实用性的服务行为与实践可能会适得其反。除此之外，实用逻辑下"流水线式"的线上医患交流确实在很大程度上保证了信息的专业度，满足了用户的信息支持需要，但也在很大程度上忽略了情感支持在线上医疗服务中的重要地位（谭鸿瀛，2021）。一方面，情感表达的缺乏可能会造成医患之间的线上沟通障碍（Hewett et al.，2019；Burke et al.，2010），如导致患者在线服务体验不佳或对医生诊疗建议的依从性降低，影响问诊的实际效果（McColl-Kennedy et al.，2017）。另一方面，这种实用导向的逻辑也很难做到以患者为中心的人本主义与人文关怀。医疗商业平台的接入在扩大医生接诊范围的同时，也增大了医生的接诊压力与工作强度（马骋宇、王启桢，2018；张利江等，2022）。因此，医生在有限的线上平台条件下对患者问题的专业、实用性回答成为普遍选择。对于患者而言，身体问题会对其情绪产生影响，在问诊过程中为患者提供一定的情绪安慰与情感支持显得较为必要，但这种情感支持在很大程度上被专业从业人员视为"浪费精力的无用功"（曹博林、代文犊犊，2022）。可以说，商业主义的实用逻辑并非与医疗专业主义存在根本性的矛盾，而是在过度追求实用主义过程中难以将医疗专业主义所强调的人文关怀与其进行很好的平衡，造成医疗服务的工具化与商品化，这对医疗专业主义的人文精神而言是一种损害。

（三）专业主义在商业化逻辑下的身份冲突

在柏拉图的回忆中，苏格拉底与瑟拉西马科斯曾对医生究竟是收费者还是病人的医治者这一话题有所讨论（Plato，1996）。这一问题如今仍然困扰着许多人。而在商业数字平台深度参与医疗服务的当下，参与主体的角色发生改变，身份角色多重化与冲突问题成为难以回避的重要矛盾问题。

1. 医者还是"商户"：医生自我身份的矛盾

社会角色是指与人们某种社会地位、身份相一致的一整套权利、义务的规范与行为模式，也是人们对某种特定身份的人的行为期望（郑杭生，2003）。近现代以来，随着医学事业的不断发展与社会对医生要求的提高，医生角色呈现多重化特点（曹永福、曹晓炼，2019）。在互联网环境中，医生的身份逐渐向提供服务的"商家"身份过渡。线上平台互动的不确定性以及平台本身的服务交易特性，使医生在线上平台中既需要发挥自身的专业特性应对患者的疾病咨询、保证自身作为传统医生的专业性身份定位，又需要具有一定的"网感"。尤其对于年轻医生而言，线上平台是其积累患者资源的重要渠道，线上业务的开展对其线下门诊患者量有着较大的影响。如何利用线上平台为自己积累患者、树立良好口碑，逐渐成为年轻医生不得不掌握的生存技巧（钱明辉等，2018；Zhang et al.，2021）。这种为商业考虑让渡专业性的问题，也让医生陷入自我身份认同的模糊。

一方面，受平台技术与互联网环境的限制，医生的专业服务开展不可避免地受到阻碍。在线上平台环境中，问诊所需的疾病相关描述与配图的失真给医生的诊断增加了难度。受线上问诊工具与医生个人职业操守的双重影响，为保证服务的专业性与严谨性，医生往往选择保守、泛化、常规的治疗方案与表达方式，或建议患者线下就医，而此类回复常导致患者对医生服务的感知有用性降低，使他们认为问诊效果不好（王若佳等，2023；曹博林、代文犄犄，2022）。究竟是选择为患者健康和自己的专业能力负责而舍弃线上患者的感知有用性评价，还是争取线上患者的感知有用性而冒险做出不一定准确的诊断、让渡自身专业性，成为医生在提供线上服务时需要考虑的重要问题。

另一方面，作为线下问诊的补充，线上医患交流承担了患者更多的情感期待（Xiao et al.，2014）。对于奉行医疗专业主义的医生而言，保证问诊效率与问诊质量仍然是第一要义，对患者嘘寒问暖或提供其他情感支持是一种浪费时间的表现（曹博林、代文犇犇，2022）。但对患者情感需求问题的忽视，在线上平台中最直接的表现则是患者的负面评价影响着医生的口碑，也在一定程度上损害着医生在专业性上所做出的努力，而那些专业能力不强但服务态度更好的医生则可能获得更高的在线评价与口碑。对于处在患者资源积累阶段的年轻医生而言，这种现实需求也在一定程度上迫使他们付出更多的情感劳动，同时对线上好评的需求也更多（王蔚，2021）。换句话说，为了获得更好的线上口碑、适应平台商业运营模式，医生的专业主义可能需要对商业需求做出一定的让步，这也让医生群体陷入"医生"还是"提供服务的商户/客服"的身份模糊与价值选择中。

在商业思维下，医生不再只需要"会治病"，线上平台对医生服务提出的附加性要求同样被纳入医生的在线口碑评价体系。医生不仅要满足患者对医疗健康专业知识与治疗建议的需要，也要满足市场化对服务性质的强调与要求，甚至要参与平台竞争。而医生商业身份与职业身份间的矛盾，也容易导致其陷入自我身份认同的危机中。

2. 患者还是"消费者"：医患间的身份错位

线上医患交流改变着传统的医患关系，网络消费主义让患者在线上拥有了更多的自主性与主导权（Deng et al.，2019）。在商业化的在线问诊平台中，患者能够依据自身情况和医生主页信息等自主选择医生，主导与医生交流的话题走向，也能够通过自身作为消费者对医生的评价权，在一定程度上改变自身的弱势地位。这种技术的赋权可帮助患者转变其弱势地位，在一定程度上降低患者择医与选择线上服务风险；但与此同时，技术的赋权使医患关系向服务提供者与消费者的方向转化，在一定程度上对有效的医患沟通造成了阻碍。

互联网技术的介入为患者提供了更多的健康医疗信息，提升了信息的可及性，使患者可以在就诊前进行自助搜索和了解信息。一些研究调查发现，患者在搜集信息之后，往往会将医生建议与自己搜集的资料进行比对，追问、质疑或挑战医生的专业性（吴洪斌，2017）。信源的多渠道获取可以缩小医患之间的知识差距，提高问诊过程的沟通效率；但与此同时，这种对患者的技术与知识赋权也会在一定程度上消解医生的权威，使患者的消费者身份被凸显。消费者的质疑可能会增大医生的工作压力与说服难度，增加医患沟通风险。

不仅如此，技术对患者的赋权也表现在对患者评分权力的赋予。无论是线上问诊服务交易平台还是淘宝等电子商业交易平台，消费者都在极大程度上改变了传统的权力结构，即消费者在分布性信任体系中不再处于下游，而是能够通过交流获取关于服务提供者的更多信息，以支持自己做出决策判断（董晨宇、段采薏，2019）。在评分权力之下，消费者得以更好地保障自身的利益，倒逼医疗服务提供方进行服务升级。但评分权力的赋予也在一定程度上导致了权力滥用。不少医生表示自己提供的服务往往会遭受"没有原因，没有说明"的恶意评价，甚至存在通过评价威胁医生服务后退费的现象。有研究表明，在线平台中的负面评价对服务提供方的影响大于正面评价（Han et al.，2019）。恶意评价会对医生的名誉与口碑造成负面影响，医生对消费者负面评价原因的追问也需要耗费更多的时间与精力，长此以往可能会消磨医生的职业热情与线上服务意愿。

被在线服务交易市场改变的医患关系加深着医生对自身身份的认知迷茫，医患之间的身份错位也给线上医患沟通带来更多不确定性因素，甚至可能加深医患双方的误解与矛盾（周敏、侯颗，2019）。可以说，患者的身份呈现与行为影响着医生的角色认知，医生对患者身份的认知变化难免会影响其对自身角色的定位与相关的行为变化。随着这种变化的深入发展，医生也难免需要做出更加适应线上医患关系的自我调适。

3. 合作方还是被管理者：医生与商业平台的身份冲突

在线问诊商业平台作为多主体参与的多边平台，连接着医生服务与患者需求，也将自身的商业需求接入其中。医生作为在线问诊商业平台的合作者，通过在线商业平台拓宽业务渠道、积累患者资源、获得相应的收入与价值感知；相应的，平台利用和整合医生资源，构成自身对外提供服务的核心力量，实现价值共创（邓文浩等，2021）。对于医患矛盾而言，平台作为管理中介需要从中做出协调和应对，以兼顾医患双方的使用体验。然而，在商业管理逻辑下，以消费者为导向的服务思维在一定程度上使平台的管理天平倾向于消费者一方，而同样作为平台用户的医生则在医患关系中处于相对弱势的地位。

在互联网交易平台的评价体系中，消费者评价对于服务提供方而言意义重大。恰如 Barnes（2018：549）提到的，当消费者在网上发布负面评价时，事实上是在公共舆论"法庭"提出他们的"诉讼"，如果这种"诉讼"并非基于事实，则会造成对服务方的信誉伤害。平台在线上医疗市场中充当着规制者的角色，承担着维护市场秩序的公共职能（刘权，2020），因此，其在市场管理中的公正性显得尤为重要。然而，平台运营的商业性与逐利本质在事实上难免影响其公正性，而这在医生群体服务中的体现便是当其面对消费者的恶意差评、差评骚扰等行为时，平台监督管理机制失效或倾向于有限维护消费者权益；当医生对此提出申诉时，平台也极少能够平衡和处理好医患间的矛盾。也就是说，在没有强力的监督和治理机制情况下，在线问诊商业平台对扰乱既有平台规制行为的查处仍然存在权力寻租空间，难以保证市场交易的公正性（叶明、邱威棋，2022）。在这一过程中，医生作为在线问诊商业平台的合作者，其权益应当受到合理保护，但实际中他们更多地扮演被平台管理的角色，事实上受到的不公平规制影响较大，而这容易造成对其专业能力与声誉的伤害。

市场上的在线医疗商业平台良莠不齐，平台技术与管理能力同样存在显著差异。相较于高准入门槛的平台，低准入门槛的平台在准入人员管理与审查环节不够严密，造成平台市场内部鱼龙混杂。相对恶劣的竞争环境也对平台中提供服务的医生用户造成了许多困扰，如中途对患者进行"挖墙脚"等问题造成了医生积累患者资源的路径被截断，在一定程度上是对医生劳动成果的窃取。而这也正是不健康的市场竞争所滋生的商业问题（周敏、侯颗，2019）。除了平台自身的管理问题，其设计问题同样成为医生发挥自身专业性的阻碍。例如，一些平台为方便用户进行自我症状的描述，为用户提供语音输入功能，但随之产生的问题是用户单方面的输出较多，增大了医生剥离无效信息的难度，信息的冗余以及语音自身所带有的耗时、信息难以抓取等问题也成为医生在线上难以发挥自身专业能力的原因之一，同时在很大程度上降低了线上医患沟通的效率（曹博林、代文辁辁，2022）。也就是说，平台商业化下的消费者至上思维在一些方面需要牺牲医生服务的便利性，因此也造成了医生作为平台合作者不得不配合平台设计，被迫让渡自身专业性以服从商业平台运行的需要。

综上所述，医生在商业化思维下既存在与自身身份的矛盾，也面临与患者之间、与平台之间的身份矛盾问题。正如 Holden（2018：584）担心的，在商业思维之下，医生与患者的关系逐渐转变为纯粹的交易关系，而非由专业指导驱动的交易关系——"消费者就是上帝，客户永远是正确的"这一想法可能会导致医生以此掩饰自身应尽的专业义务，这让医疗不再作为以患者健康为中心追求的存在，而是与商业考虑相平衡，在这一过程中，医疗从业者的专业精神受到损害。

（四）商业化逻辑下专业主义的实践总结

Herzlinger（2004：8-10）曾在研究中指出，患者需要对医疗服务拥有更多的选择权和知情权，人们对医学行业以往家长式作风与精英主义的忧虑和不满常常被用来证明以消费者为导向的医疗商业主义体系建立的正当性。医疗的商业化与市场化实践为以往较为固化的医疗制度体系注入了更多发展活力，在很大程度上改变了患者的弱势地位，使患者更多地掌握了选择权与主动权。互联网商业医疗的发展降低了患者寻求医疗信息的门槛，在很大程度上打破了时空对医疗资源分配的限制，让更多人快捷、高效、高质量地享受互联网医疗服务。市场化竞争下服务的提升与技术的进步也极大地推动着现代医疗的发展，提升着对医疗卫生事件的风险应对能力。突发公共卫生事件的出现使越来越多的人重视医疗卫生领域，市场需求的增长也证明了互联网医疗商业化发展的重要性和必要性。

不过需要警惕的是，对市场化的过于乐观与缺乏专业主义精神的医疗实践可能会对医疗行业的发展造成破坏性打击（Relman，2007）。在医疗商业化逻辑之下，效率、绩效、功利主义思维驱使医务工作者卷入市场化浪潮。对于医生而言，市场竞争促使其适应商业浪潮下的"游戏规则"。为保证自身的品牌价值与服务质量，以消费者为中心的服务思维促使商业平台制定针对服务提供者的量化体系，对服务次数与质量的量化在无形中"绑架"了医务工作者，迫使其在无形的压力下付出更多的专业劳动与情感劳动，而这在很大程度上消磨着医务工作者的工作热情与专业信仰（袁小平、姜春燕，2023）。不仅如此，长期以来依靠自律维持的医疗专业主义精神在商业逻辑的冲击下难以坚持，而若缺乏更加合理的"他律"评价体系和监管机制，这种背离专业主义精神的逐利思想会加大医疗服务工作异化的可能（翟晓梅，2016）。

综上所述，随着互联网技术的发展以及人们对线上医疗市场需求的增加，线上医患交流的商业化问题给医疗专业主义带来前所未有的机遇与挑战（Tan and Yan，2020）。在这一发展过程中，需要认识到医疗服务商品化、市场化与医疗专业主义精神的矛盾是客观且必然存在的，同时将长期存在。因此，在医疗服务数字化迅速发展的当下，需要讨论的重点应该是商品化和市场化的程度"是怎样的"和"应该怎样"（曹永福等，2005）。

第七章　线上医患交流的本土困境与应对

第八章　线上医患交流的未来想象

第一节　元宇宙、虚拟现实与数字医疗的未来

我们正在走向一个虚实共生的未来时代。随着世界向元宇宙延展，人们的日常医疗实践也将走向线下与线上的深层次融合。当医院场景在元宇宙中搭建起来，它将不仅是对现实医院空间的简单数字化复制，还可能沿承或重塑医院场景的意义，并赋予医院场景新的氛围、规则和实践方式。当人们在元宇宙中以赛博格化的身体出现，数字孪生允许患者活灵活现地出现在医生面前，这对于当下被部分用户认为略微"鸡肋"的在线问诊来说将是长足的突破。本章旨在探讨元宇宙背景下在线问诊发展的可能性，描绘未来场景下的医疗实践新形态。

一　元宇宙场景重塑医院场景

空间场景是元宇宙世界中的重要因素。元宇宙中的空间场景是对现实场景的重建，但又不仅仅是数字化复制（彭兰，

2022）。在与元宇宙相关的众多概念中，数字孪生技术是指建立与物理实体相对应的虚拟模型。但元宇宙空间的搭建并不完全是数字孪生的逻辑，更重要的是新增或拓展物理实体，搭建一个超越现实空间的赛博空间。

元宇宙中的空间场景可以对线下场景进行优化和修缮，同时融入更多"去中心化"设计。目前，在线下医患交流中，存在医院场景带来的严肃感和患者的紧张感。新建立的"元宇宙医院"能在很大程度上消解这种严肃感和紧张感，让患者身在家中即可进入一个淡化医院社会场景的空间。元宇宙空间具有一定的实用意义，但又是一个脱域的结果，人们的行动从实际地域情境中"抽离出来"。医生和患者在一个相对舒适的空间中展开交流，既突破了时间、空间限制，又重构了双方的关系。患者进入由医生主导、熟识的线下医院场景这一固定模式被打破，医患可以更平等地重新定义双方之间的关系和对话模式。在这样的空间中，也会形成一种文化关系和医患双方交流的基本模式，医患之间协商型交流方式将更为常见，医生秉持"以患者为中心"的理念亦可以自然而然地成为常态。

"元宇宙医院"空间的搭建将表征一定的生活方式、状态、氛围，象征人们对医疗活动的想象（彭兰，2022）。医患可以在一定程度上选择不同的空间场景，而这些空间场景可以提供多维度的体验与心理的满足。元宇宙所搭建的空间可以打破当下医院的"符号体系"，淡化现实空间中的很多概念。同时，这也意味着人们在现实生活中所习惯的生存能力与策略、社会关系、权力结构、象征符号、情感、共同体等概念都被弱化。元宇宙中灵活而流动的空间场景，将激发更多人的感官感受。

当然，"元宇宙医院"的空间场景除了包含空间本身和空间中的物，亦包含空间中的医生和患者等人的元素。虚拟空间中的用户元素成为现实空间中的孪生元素，可以精确映射现实中人的身体元素，模拟生成更为鲜活、立体的医患双方，减少在线链接生成的信息损耗，为弥补目前在线问诊的短板提供可能性。

二　元宇宙空间中的医患角色与关系

目前，在线问诊的一大瓶颈在于肉身的缺席，因而无法开展与医学相关的检查和测量。在元宇宙空间中，患者可以一定的化身形态呈现，数字孪生可以提供诸多可供分析的数据。

身体与空间是虚拟空间中的重要元素。元宇宙空间的形成为医患双方"化身"的再现与联动提供了可能。化身是一种虚拟的身体，它可以是与身体呈现无关的形象符号，也可以是由人们的动作控制的形象。基于"元宇宙医院"的"化身"，有可能超越"技术身体"范畴，与"经验身体"紧密结合，从而产生元宇宙下的"智能身体"。而"携带自己的肉身"成为人们在元宇宙中的基本特征和在场方式（胡泳、刘纯懿，2022）。因此，在元宇宙空间中，在线问诊场景中的医患双方可实现"肉身的在场"，而真实可感的在场可赋予在线问诊沉浸感与临场感，患者可得到全感官覆盖的沉浸式就医体验，突破传统在线问诊基于对话框的形式桎梏，同时可借助多重符号体系清晰表达问诊诉求，最大限度地再现身体元素的各类信息。此时，患者化身为拥有电子病历的数字孪生体，医生可在患者授权之下掌握患者数据，并尝试跳过患者可能表达不清或无法表达的病史主诉阶段进行诊断（Moztarzadeh et al.，2023）。另外，数字孪生技术生成的虚拟人体模型，也有助于医生进行就诊分析与检查，提高问诊效率与准确度。

同时，"肉身的在场"赋予医生真实亲切、可触达的角色形象，医生可以通过 3D（三维）模拟的虚拟形象与患者面诊，减轻以往远程在线问诊的隔阂感、疏离感与失真感，促进医患双方的信任与交流。VR（虚拟现实）/AR（增强现实）、3D（三维）全息技术等还可辅助医患沟通，打破医患间的知识壁垒，将治疗方案进行模拟和情景预演，将病情信息立体化地直观呈现，这有利于患者知晓病情并积极参与诊疗决策。元宇宙空间为医患双方的沉浸式情景交互提供了机会，也为"以患者为中心"问诊理念的践行提供了条件。

而虚拟身体既是对现实身体的分化，也是对身体的再造（彭兰，2022）。元宇宙医疗下可再造的"身体"可能会为肢体损伤或残缺的患者提供内在激励与可感知的治疗方案，即肢体损伤或残缺的患者可通过"虚拟身体"感受到安装假肢或进行辅助器治疗后的身体知觉。一方面对于愿意接受治疗的患者而言，元宇宙医疗有助于其切身感知全套治疗方案的落实过程，有利于提高其后期治疗的依从性与接受度；另一方面对于不愿或抗拒治疗的患者而言，运用元宇宙技术真实演练后期治疗的全过程，可让其充分感知后续治疗的难易程度，可能会在一定程度上打消这部分患者的畏难情绪，内在激励患者接受后续治疗（沈阳教授团队，2022）。

身体再造伴随的是身体元件化的出现，人的身体被分离成不同的数字元件（彭兰，2022）。化身则是以数字的方式呈现的感知形象。因被量化的化身承载多重意义，人们在一些方面存在担忧。如患者化身角色的安全问题，其是否会涉及现实空间中的个人权利与个人隐私；又如未成年患者化身角色的医疗决策权归属问题，是否需要联通"第三方"（其监护人）进入元宇宙问诊空间，从而拓展出基于三元关系的元宇宙在线问诊新格局。

医患角色身体的再造也引发了医患关系的重塑。元宇宙创造的"脱域"场景赋予医生群体的流动力。医生职业的自由流动性得到释放，他们不必囿于传统线下医院中的职称位阶，其与线下医院的关联性减弱，而其在线上问诊中积淀的（知识产权）形象和口碑会被再次强化。同时，元宇宙问诊空间中的"脱域感"会提高患者的主观能动性。在元宇宙应用中，匿名社交需求可能会广泛存在（彭兰，2022）。宏观上，元宇宙问诊其实近似于元宇宙空间中以医疗为主题的社交。医患双方则分别承担元宇宙医疗主题社交网络中的节点角色。在匿名化的元宇宙医疗主题社交网络中，患者将更善于表达诉求，更积极参与诊疗，对于一些"难以开口"的疾病及诉求会趋于敢言，拥有更少病耻感（Moztarzadeh et al.，2023）。

三　元宇宙空间中的医疗服务可能性

据有关报告预测，2026 年，全球将有 25% 的人每天至少花一小时在元宇宙中（Gartner，2022）。元宇宙强调虚实世界的混融，身体在虚拟生存与交往中沉浸式体验，而医疗服务可基于虚实混融，衍生出更为优化、先进的模式。

技术是支撑元宇宙实现的直接要素，交互技术、游戏范式是元宇宙的运作方式和用户体验基础；网络技术可以提升链接的效率，AI 技术则可为其场景应用提供支撑。技术的多元赋予了多种医疗服务场景的延伸性。首先，在医疗服务的起点，在预防范畴的健康教育与管理层面，元宇宙医疗可开辟健康教育与健康促进的新路径，基于患者全感官、沉浸式的干预措施提升健康信息的触达率，更好地调动患者的情绪，从而推动其行为的改变。其次，在诊断层面，元宇宙问诊可突破时空、肉身等限制，更好地促进医疗资源的分配、流动，医生可远程通过元宇宙技术进行疾病诊断及疾病会诊，患者可在虚实混融中享受超越线下医院的诊断服务。同时，元宇宙技术可为诊断中的辅助检查提供更为便利的方式。例如，克鲁斯克普（Curiscope）公司开发了一种"AR" T 恤（Virtuali-Tee）①，穿上即可清晰呈现人体内部组织结构。可穿戴设备将患者瞬间链接至元宇宙虚拟病房，患者在家即可完成现实医院基础分诊检查的全过程，无须在线下抢占医疗资源（魏开宏、苏媛，2022）。元宇宙中多模态信息的存在填补了线下医患沟通中的沟壑，患者可清晰传达诉求及感知，医生可通过元宇宙技术进行 3D 全息检查等，以掌握更为立体丰富的患者信息。在元宇宙中，医患双方的沟通链条被赋予更多信息承载量，且信息传递中的减损大大降低，医患沟通的效率得到提高。对于术前预案及术中支持，元宇宙场域下的全息交互技术与脑机接口可发挥强大作用。例如，Medivis 公司 Surgical AR™ 平台②上的 3D 全息可视化手术方案

---

① Curiscope 的"AR" T 恤网址为 https://www.curiscope.com/products/virtuali-tee。

② Medivis 公司 Surgical AR™ 平台的网址为 https://www.medivis.com/surgical-ar。

可帮助医生执行手术，提高手术执行精度并减少检查次数，便利手术推进。而在后续医疗服务进程中，元宇宙内虚拟的医患交流可在即时表达诉求、获得心理慰藉和提升服药依从性上为患者提供一定的帮助，如医疗机器人可对患者服药、恢复训练等进行督促提醒，可采用游戏互动方式缓解患者抗拒心理和畏难情绪。医生的虚拟化身可重复细致讲解康复事项，有利于患者更好地消化繁杂细碎的康复信息。对于后续治疗中的患者，除了可以提升其用药依从性，或许也可在精准用药与规避耐药性上带来较大的突破。元宇宙技术生成的患者"虚拟化身"的数字模型，将成为持续追踪患者身体变化的数据载体。患者每一次用药治疗后的身体变化数据、病毒载荷量、细菌感染程度等都将被写入患者"虚拟化身"的数据集中，而后再生成最贴近患者当下身体状况的"模型化身"。医生可依据此模型，为患者实时调整用药方案，实现精准用药，尽量规避或减少药物对患者身体的副作用，践行"以患者为中心"的服务导向。同时，此"模型化身"还可监测基因数据，在患者用药治疗期间记录其所有基因片段的变化。医生可依据基因数据的变化，为患者定制与基因相匹配的药物，打破基因耐药性的桎梏，更好地提升药效，提高患者的身体康复效率。元宇宙技术不仅有助于患者身体内部的康复，在身体外部的康复上也会起较大的促进作用。例如，AR人类增强技术的应用，"生化手指""外骨骼""脑连假肢"等，都可帮助外肢残缺者恢复其原有动力，解决其痛难点，持续辅助支持其康复过程。另外，对于医疗教育而言，元宇宙技术可成为革新医疗教育模式的突破口。学者Bailenson（2018：55）提议将基于头显的虚拟现实技术融入医学教育，在虚拟教学中进行现实手术中无法完成的操作等。

　　元宇宙指向的未来将是一种基于数字交往的未托邦形态（杜骏飞，2022）。身体角色在虚拟生存与交往中沉浸式体验，任务导向的动态协作将在元宇宙空间中得以实现。而元宇宙医疗是一种基于医患双方共同参与的任务导向型服务形态，有以下三种流动嵌入该服务体系中。一是时间上的流动，元宇宙医疗服务可突破医患双方的时间差，最大限度地保证医疗服务的完整性与可持续性。二是空间上的流动，元宇宙医疗服务整体是趋于分散的统一，患者可任意选择不同虚拟医院体系中的医生，并通过公共平台实现个人医疗服务的协同；同理，医生接诊也可利用其公域进行协作，以达到诊疗协同化。三是意识与身体间的流动，元宇宙医疗可打破在线医疗流于 CMC（以计算机为中介的传播）交流机制的困境，将意识与身体的联系接入。元宇宙的体验在于"大脑意识带动身体融入虚拟空间的场景想象"（张洪忠等，2022）。意识与身体不再是割裂的两端，而是成为共同表达诊疗诉求的方式。被污名化的疾病、有意隐藏的病史或患者无法说明的病况，会通过身体的补偿表达进行传递。因此，心理健康咨询、性传播疾病问诊、慢性病诊疗等医疗服务，可在元宇宙医疗空间中得到长足发展。

　　但需要强调的是，人在虚拟空间中的满足，必须与实体性相关联才能持续。因此，传统医疗不会消失，它将成为元宇宙医疗中"实"的载体，虚实混融在未来可能成为元宇宙医疗服务的主要形式。

第二节　人工智能时代的线上医患
交流实践与想象

人工智能（AI）技术的深入应用正在逐渐改变教育、商业和医疗等多个领域的运作方式（Crolic et al.，2022；Hwang and Chang，2023；Xu et al.，2021）。特别是在医疗领域，AI的应用展现出巨大的潜力和引人注目的前景，可能会颠覆传统医疗模式的诸多行为逻辑与实践意义。

一　AI 辅助的数字医疗

AI在医疗领域的尝试已渗透到健康教育、疾病分诊、影像诊断、临床决策支持等环节中。AI技术的融入不是技术的一次简单应用，而是在重新定义医疗服务的提供方式，特别是在提高效率和减轻人力资源压力方面表现出巨大潜力。

例如，AI分诊可以优化患者的初步诊断流程，通过自动分析患者的症状并提供初步的诊断建议，大幅度减轻医生的日常负担。特别是在处理大量非紧急情况的患者时，AI分诊能够有效分流患者，确保医疗资源得到合理分配。此外，AI分诊系统在处理标准化信息时显示出较高的客观性和一致性，有助于减少因人为判断差异而引起的诊断偏差（Cao et al.，2024）。

同时，AI在影像学诊断中的应用也尤为广泛，如利用深度学习算法分析 X 射线片、CT 和 MRI 图像，帮助诊断癌症、心脏病等重大疾病。AI算法能够通过分析成千上万的图像，识别出诸多被人眼忽视的微小异常变化。某些 AI 系统能在几分钟内完成对大量医学影像的分析，而这一任务若由人类专家完成可能需要数小时乃至更长时间。AI 在医疗影像的解读上，也显示出与人类医生相当甚至更优的性能。一项针对 AI 在肺部疾病诊断中的应用的研究表明，AI 能以 87% 的准确率诊断疾病，与专业放射科医生的表现相当。特别是在早期识别某些难以观察的病变方面，AI 展现出更高的灵敏度和较低的误诊率。例如，在乳腺癌的筛查中，AI 能够识别微小的钙化点，这些是早期乳腺癌的可能标志，而这些细微变化有时会被忙碌的放射科医生忽略。

AI 还可以通过持续学习最新的医疗研究和临床数据，不断优化诊断算法，提高诊断的准确性和效率。以 IBM Watson Health 为例，它是一个利用认知计算增强人类决策能力的技术平台，它通过分析结构化和非结构化的数据，帮助医疗专业人员做出更准确的诊断和治疗决策。Watson Oncology 能够协助医生制定针对癌症的个性化治疗方案，通过分析患者的医疗记录与大量的临床研究报告、医学文献和治疗指南，推荐最适合患者的治疗方法。这种基于证据的支持系统对于处理复杂和多变的癌症病例尤其重要，它能提供包括药物选择和剂量推荐在内的综合信息，帮助医生制定治疗策略（Magistretti et al.，2019）。

在心理健康领域，AI 技术也正在被用来开发诊断和治疗精神健康问题的工具。AI 系统（如聊天机器人）已被应用于提供情绪支持和心理健康干预。例如，Woebot 是一个基于聊天的 AI 机器人，它通过日常对话帮助人们缓解焦虑和抑郁症状（Fitz-patrick et al.，2017）。用户可以与 Woebot 交流，表达自己的感受和经历，而 Woebot 可以提供基于认知行为疗法（CBT）的反馈和建议，帮助用户调整思维模式和行为。这种形式的 AI 辅助疗法提供了一种随时可用、低成本的心理健康支持方式，为那些可能因时间、地点或成本限制而难以获得传统心理治疗服务的人群提供非常可及的心理健康服务，成为心理健康服务供需极度不平衡状态下的重要辅助手段。

根据 2024 年路透社研究院和牛津大学联合开展的一项涵盖 6 个国家的跨国调查，36% 的受访者认为人工智能将提升医疗服务质量（Fletcher and Nielsen，2024）。人们对 AI 辅助医疗服务有积极的预期，也预示着未来数字医疗领域将有显著的发展，这能为数字医疗领域的扩展和进步提供重要的动力与支持。

二 AI 聊天机器人作为医疗服务行动者

人工智能不仅在幕后通过算法处理数据和提供决策支持，还以 AI 聊天机器人或 AI 陪伴机器人的形式，直接介入医疗服务的提供。这种形式的应用，使 AI 聊天机器人不再只是一个静态的技术工具，而是成为一个动态的社会行动者，直接参与医疗服务的交互过程。

在传统的数字医疗服务中，技术媒介通常承担链接医生与患者的中介角色，作为信息传递的通道。然而，在 AI 辅助的数字医疗模式中，AI 的角色发生了根本的变化。AI 聊天机器人成为沟通的桥梁，它们能够根据患者的输入提供即时反馈，进行健康咨询，甚至模拟医生或心理咨询师的角色，与患者进行深入的互动。这种互动方式极大地提升了医疗服务的可达性和即时性，使患者能够在任何需要的时刻获得支持。

AI 聊天机器人的这种参与性质，特别是在非紧急医疗咨询和长期健康管理方面，显示出极大的潜力。例如，在长期疾病管理项目中，AI 聊天机器人能够持续监控患者的健康状态，提供定期的健康建议，帮助患者管理慢性疾病。此外，对于那些地理位置偏远或难以经常访问医疗机构的患者，AI 聊天机器人可以提供持续可靠的健康管理伴侣。AI 聊天机器人可凭借其 24 小时不间断运作的能力和随时随地服务的可达性，为用户提供充分的便利性。此外，通过采用拟人化的外观和交互方式，AI 聊天机器人开始自然地融入人类的社交圈，提供具有同理心的支持，使患者获得更强的舒适感和安心感，从而显著提升患者对医疗服务的整体体验。这些特性使 AI 聊天机器人可能成为提升医疗服务质量和效率的重要工具，呈现技术进步在增强医疗服务人性化方面的潜力（D'Alfonso，2020）。

AI 聊天机器人作为行动者，在学术讨论中常被与 CASA（计算机作为社会行动者）模型相关联。该理论提出，用户会将计算机视为社会存在，与之建立社会关系并对其行为做出社会性响应（Nass et al.，1994；Reeves and Nass，1996）。因此，当人们使用 AI 聊天机器人进行健康信息查询时，他们的互动不仅具有强烈的个人化特征，而且类似于与医生的交流。这种交流方式极大地增强了患者自我管理健康的能力，使他们能够主动寻找信息，以便更好地做出健康决策。AI 聊天机器人可提供的健康信息非常广泛，不仅包括通过搜索获得的通用信息，还包括基于用户特定需求的个性化建议。用户可以通过回答一系列关于自身症状的问题，获得潜在的诊断。虽然现有研究表明，AI 聊天机器人或症状检测器在诊断准确性方面可能不及医生，但它们在提供应对措施方面展现了独特的价值，如针对用户是否需要就医给出建议。从 AI 聊天机器人那里得到的建议，不仅有助于患者识别症状，还能指导他们积极应对，可在减少非必要的医疗服务、降低医疗成本和缓解健康资源紧张等方面起到重要作用。此外，AI 聊天机器人提供的信息有助于患者更好地理解自己的病情，缓解患者由不明症状带来的焦虑和不安，使患者在必要时寻求恰当的帮助。

此外，AI 聊天机器人被认为具有巨大的健康行为劝导能力。根据 Zhang 等人（2020）提出的 AI 聊天机器人行为改变模型（AI Chatbot Behavior Change Model），AI 聊天机器人通过其关系效能和说服效能，影响用户的体验和满意度。AI 聊天机器人行为改变模型提出，设计和评估促进健康行为的 AI 聊天机器人的流程主要包括四个部分，分别为设计聊天机器人特征并了解用户背景、建立关系能力、构建说服性能力以及评估机制和结果。AI 行为改变模型强调 AI 聊天机器人关系能力和说服性能力对于保证 AI 聊天机器人在健康传播中的有效性至关重要。关系能力涉及 AI 聊天机器人与用户之间信任建立、情感交流和社会互动的模拟，这些都是促使用户接受健康建议和做出行为改变的基础。例如，通过社交对话、同理心展示、幽默感运用和用户偏好记忆等策略，AI 聊天机器人可以更加生动和亲切地与用户交流。这种互动方式不仅能提高用户的满意度和参与度，而且有助于建立长期的用户关系，这对于持续的健康干预特别重要。说服性能力则涉及 AI 聊天机器人传递健康信息的策略和效果。这包括应用行为改变理论设计对话模块，如使用激励访谈技术、社会认知理论或计划行为理论等，这些理论可以帮助构建符合用户心理和行为阶段的个性化健康建议。同时，运用说服性消息策略，如可信度诉求、逻辑诉求和情感诉求，可以有效激励用户采取健康行为。此外，AI 聊天机器人的技术进步，如自然语言处理和机器学习的应用，使它们能够从与用户的交流中学习和适应，进一步提升个性化服务能力。这些高级功能使 AI 聊天机器人能够更精准地评估用户的需要和偏好，从而提供更加有针对性的健康信息和干预措施。

AI 在数字医疗中的应用已经从单一的技术支持转变为全面的服务参与者，它通过增强医疗服务的互动性、连续性和个性化，逐步改变人们理解和实践医疗服务的方式。在传统的数字医疗中，媒介往往扮演中介角色。在线上医患交流中，媒介则扮演链接医生和患者的角色。在 AI 辅助的数字医疗领域，AI 聊天机器人已经成为积极的健康管理参与者。例如，在老年人健康监护项目中，AI 聊天机器人不仅可以提供陪伴，还能监控健康状态并在发生潜在风险时预警。在心理健康应用中，AI 聊天机器人可以作为互动伙伴，根据用户反馈调整对话，提供个性化支持。这些 AI 互动模式改变了医疗传播的范式，将技术从辅助工具转变为主动参与者。AI 聊天机器人的综合应用不仅能提升健康管理的质量和效率，还可通过数据分析支持医疗决策，推动医疗服务的现代化和个性化。随着技术的进一步发展和伦理问题的逐步解决，AI 聊天机器人将在未来的医疗健康领域扮演更加关键的角色，为公众健康提供更全面、更高效、更人性化的支持。

三　以 AI 为中介的线上医患交流

　　虽然以上强调了 AI 聊天机器人作为交流对象所扮演的角色，但在医疗服务领域，以 AI 为中介的传播模式（AI-mediated Communication，AIMC）与线上医患交流相结合的方式，相较于直接使用 AI 聊天机器人进行医疗健康服务，有更强的准确性和安全性。这是对本书探讨的线上医患交流方式的一种有效拓展。

　　以 AI 为中介的传播模式是一种利用人工智能技术促进和改善人与人之间信息交流的方式。在这种传播交流模式中，AI 充当"计算型理性代理"，根据接收到的数据（如人类的消息、通信历史、个人信息等数据）进行分析，然后调整、增强或生成消息以实现预期的交流结果（Hancock et al.，2020）。以 AI 为中介的传播特征在于能够实现高效的同步和目标优化。AI 系统通过实时处理和转译信息，提升人类处理信息的能力。此外，以 AI 为中介的传播模式可以精准地根据预设目标优化交流内容和形式，显著提升信息的个性化和相关性。在人际交流中，AI 能够根据交流者的自我呈现目标自动调整其输出。无论是增强吸引力、提高可信度还是显示专业能力，AI 都能通过分析交流历史和上下文数据定制响应，以适应用户的具体需求。此外，AI 与人类用户之间的互动类似于法律上委托人与代理人之间的互动。用户作为委托人，可以指定 AI 在某些决策范围内代表自己行动。这种设置不仅保留了用户的控制权，也允许 AI 在保障用户意图的基础上提供建议和执行操作。例如，在智能回复系统中，用户可以自由选择 AI 提供的消息响应，或对其进行修改和定制，以满足特定的交流需求。

线上医患交流是一种以计算机为中介的传播（Computer-mediated Communication，CMC）形式，医生与患者通过电脑中介的平台进行交流。这种交流方式虽然扩大了医疗服务的覆盖范围，使更多人获得医疗资源，但也给医生的时间管理带来了挑战。线上医患交流往往占用医生的午休和闲暇时间，使本已疲劳的医生群体的工作负担增大，特别是对于那些在患者中有较高声望的专业医生来说，线上医患交流在给他们带来更大名气的同时，也使他们面临更重的工作压力。

而以 AI 为中介的线上医患交流可能成为未来更受欢迎的医疗服务模式。在这种模式中，医生与 AI 系统为合作关系（Human-AI collaboration），AI 在处理基本医疗询问中扮演更重要的角色。例如，AI 可以在收集病人初步信息后，提供初步的诊断建议，帮助医生准备和优化治疗方案。此外，AI 系统能有效地整理和调动患者信息，并管理患者档案，从而减轻医生的行政负担。AI 还可以通过提供诊前和诊后咨询，提升医疗服务的质量和效率。

以 AI 为中介的线上医患交流不仅能满足患者对信息和情感支持的需求，还能有效地辅助医生管理患者，为医生提供必要的工具支持，从而提高医疗效率并减轻医生的工作负担。本书前面章节对线上医患交流的研究发现，患者在线上显示出对疾病信息的强烈需求，他们希望获得更详尽的疾病解释，并期待从医生那里获得更多的情感支持。这些需求在线上医患交流中被激活，但同时对医生的实践提出挑战，尤其是在医生负担较重的情况下。过去，一些医生为了提高效率，可能采用模板式的语言进行回复，这虽然可以帮助更多患者，却可能影响患者体验，无法有效提升就诊效果。这一问题在以 AI 为中介的传播中可以得到很好的解决，在医生做出相关的诊断之后，以 AI 为中介的对话沟通过程可以为患者提供定制化服务，AI 可以进行更精细的患者交流管理，节省医生的时间和精力。这些交流过程可以在医生的监督下进行，以确保信息的准确性和适当性，从而有效地支持医生和患者之间的沟通。

此外，以 AI 为中介的线上医患交流在广泛的应用场景中展示了其独特优势。例如，它可以基于患者的疾病严重程度、症状和个人问诊偏好，优化医患匹配，确保患者能够接受最合适的医疗服务。AI 的数据分析能力还能够为患者提供持续的健康监测，使治疗活动不受时间和空间的限制，大大提升医疗服务的可接达性和连续性。随着技术的进步，以 AI 为中介的线上医患交流还可以与可穿戴设备和各种传感器技术更深地融合。这不仅能够实时监测患者的健康状况，还可以通过预测性分析预防疾病。这些技术加上与元宇宙等概念的整合，将进一步提升人们对医疗服务的获得感和满意度，拓展出线上医患交流的新模式和新状态。

四　线上医患交流与数字医疗畅想

总结而言，本书从对线上医患交流的讨论出发，探索了新技术在赋能健康医疗之后可能带来的生态性变革。线上医患交流是互联网医疗中的一个核心环节。线上医患交流平台跨越时空限制，大大增加了医患互动的频率；将医患双方链接起来，试图解决信息沟通不畅和资源难以高效匹配的问题，以建立一种新的医疗生态。

本书采取全新的视角，突破了目前仅将线上医患互动看成医生为患者提供健康建议的单一工具性视角。从传播学视角出发，本书将线上医患交流视为一个复杂且多维度的健康沟通过程。这个过程不是一种单向的传播或沟通，而是一个深度的互动过程。通过释放和激发患者的认知需求、情感需求、参与需求等，线上医患交流让人们有机会重新审视和定义自己的健康信念，细致地观察和凝视自身的健康状态，深入地思考自身对健康的参与程度，从而激发人们改变自身健康行为的动力和决心。线上医患交流不仅仅是信息的传播，更是健康观念的塑造、行为模式的启迪、生命态度的影响。

通过线上医患交流实践，人们不仅能感受到医疗服务的另一种可能性，进一步意识到健康概念的广泛性和参与过程的重要性，还能感受到自身在医疗决策中参与效能感的提升。这表明，线上医患交流并非传统线下诊疗服务的简单延伸，而是开辟了一片新的领域。在这个新领域中，数字诊室转化为充满活力的孵化基地，在这里，"以患者为中心"的服务理念被更加明确地融入医生的日常执业实践。这种变化不仅深化了医患之间的互动，使医生对患者的理解和关注更加深入；也促进了"知情患者"和"主动性患者"这两类更加积极参与医疗过程、更愿意主动获取健康信息的患者群体的形成。通过这样的互动，线上医患交流实践不仅为医疗服务领域注入了新的活力，也为促进医患之间的良性互动开辟了新的路径，进一步推动了医疗服务模式的创新与发展。

在数字化的诊室环境里，医生与患者之间传统的权力等级差异显著减小，双方能以更加民主、公平的方式进行交流。当严肃紧张的诊室环境转变为人们日常熟悉的网络对话空间时，患者对自身疾病的掌控感和对疾病治疗的信心都将得以显著强化。这一积极的变化，不仅给那些被社会污名化的疾病患者带来鼓舞，对于广大的普通患者而言，也无疑是一种积极而友好的信号。在未来线上医患交流日益普遍和高效的社会环境中，人们对看病这一行为的态度也将发生深刻的转变。他们不再会由于各种因素而延迟就医，不再会觉得生病是一件极度麻烦、需要花费大量时间和精力的事情，不再会担心生病带来身体和心理上的痛苦与折磨。相反，他们会以更乐观、积极的态度应对疾病，面对挑战，寻找治愈的可能。

在即将到来的人工智能时代，线上医患交流的前景将更加令人充满憧憬和期待。这种交流方式不仅将进一步增大线上医患互动中已经初现端倪的患者影响力，而且有望在相当大的程度上缓解医生面临的职业倦怠（burnout）等一系列负面情绪，从而为医疗行业带来一缕温暖的光芒。更为重要的是，对于医疗资源和医疗服务的提供，线上医患交流也将引领一场划时代的变革。它不仅能推动医疗服务模式的创新，还将为医疗资源的合理配置和高效利用提供新的可能性。在这样的背景下，线上医患交流有望成为一股不可小觑的结构性力量，它将对目前医疗行业面临的种种挑战和困境做出建设性的回应，带来深远的影响和积极的突破，从而为整个医疗健康领域的持续发展注入新的活力和动力。

对 AI 医疗发展的壮阔想象，在众多影视作品中得到生动的呈现。例如，《超能特战队》这一备受欢迎的电影，便描绘出一个名为大白的角色，它不仅仅是一个角色，更像是每个人心中理想的健康助理的化身。大白能够以超强的能力，全方位地保障和维护人们的健康。这种关于 AI 医疗的想象并非仅停留在电影屏幕上，它还会继续向未来延伸，尤其是在人口老龄化的社会环境中。在这样的背景下，人们对医疗看护的需求日益增长，而基于 AI 技术的机器人将在很大程度上满足这一需求，这无疑将给传统的养老形态带来深刻的变革。更值得一提的是，对疑难杂症的诊疗，甚至是对特殊临床疾病的个性化治疗，以后都可以通过数字孪生等先进技术进行预先的模拟和尝试。这些技术借助强大的 AI 算法，能够演绎出不同诊疗手段对各种疾病的治疗效果，极大地促进医疗行业的发展和进步。通过这样的方式，AI 医疗不仅可以为人类的健康保驾护航，更将不断地推动医疗科技的创新和突破。

　　总的来说，新技术的介入不仅带来了更多的医疗服务可能性，而且在资源有限的领域内具有更高的价值和效益。当然，在未来的医疗服务领域中，关于数据透明性、个人隐私保护等的讨论是必不可少的，这是我们在追求技术发展的同时必须考虑的重要问题。但值得畅想的是，在未来的医疗服务模式中，AI 技术、虚拟仿真技术以及传感器等硬件设备将更深地介入医生与患者的交流过程，提供一种全新的医疗服务模式。尽管这个过程可能是渐进的，但技术、医生、患者之间将交互影响，带来社会层面和政策层面深刻且全面的革新。这种变革不仅意味着新的沟通桥梁的建立，也可能催生一套全新的医疗生态系统，有望解决当前医疗体系中长期存在的种种难题，如资源分布不均等问题。它将促进医疗资源的有效整合和利用，显著提升人们在追求更健康生活时的获得感和舒适感。在此过程中，技术不仅被视为医疗领域的辅助工具，也可能成为医疗生态演进的重要驱动力。医生与患者的互动模式也将通过技术的介入得到重塑与优化，共同构建更为高效、专业且人性化的未来医疗新图景。

参考文献

21 经济网，2023，《2023 年互联网医疗行业研究报告》，9 月 18
日，https://www. 21jingji. com/article/20230918/herald/57dee
0449c71b1ba2ce449391a9e3bc7. html。

阿瑟，布莱恩，2014，《技术的本质：技术是什么，它是如何进
化的》，曹东溟、王健译，浙江人民出版社。

艾媒网，2020a，《中国互联网医疗行业专题研究报告》，12 月
11 日，https://www. iimedia. cn/c400/75770. html。

艾媒网，2020b，《在线医疗行业数据分析：预计 2020 年 4 月中国
在线医疗用户规模将达 5900 万人》，2 月 26 日，https://
www. iimedia. cn/c1061/69331. html。

艾媒网，2021，《互联网医疗行业数据》，5 月 6 日，https://
www. iimedia. cn/c1061/78257. html。

艾瑞咨询，2022，《2022 年中国在线医疗健康服务消费白皮
书》，9 月 5 日，https://report. iresearch. cn/report/202209/
4057. shtml/。

鲍曼，齐格蒙特，2002，《流动的现代性》，欧阳景根译，中国
人民大学出版社。

北京市卫生健康委员会，2023，《2021 年北京市卫生健康工作概况》，4 月 6 日，https://wjw.beijing.gov.cn/wjwh/szzl/202304/t20230406_2989987.html。

贝克，乌尔里希、安东尼·吉登斯、斯科特·拉什，2014，《自反性现代化：现代社会秩序中的政治、传统与美学》，赵文书译，商务印书馆。

彼得斯，约翰·杜海姆，2015，《奇云：媒介即存有》，邓建国译，复旦大学出版社。

博茨曼，雷切尔、路·罗杰斯，2015，《共享经济时代互联网：思维下的协同消费商业模式》，唐朝文译，上海交通大学出版社。

曹博林，2021，《互联网医疗：线上医患交流模式、效果及影响机制》，《深圳大学学报》（人文社会科学版）第 1 期。

曹博林、代文犊犊，2022，《理解线上医患交流：基于"医—患—技术"三元视角透视作为传播行为的在线问诊》，《新闻大学》第 11 期。

曹晓斌、庞琳、吴尊友，2005，《AIDS 相关歧视产生的原因、表现形式及消除策略》，《中国艾滋病性病》第 3 期。

曹永福、曹晓炼，2019，《当代医生角色的多重化问题及其应对》，《医学与哲学》第 17 期。

曹永福、陈晓阳、王云岭，2005，《对"医疗服务商品和市场"存在客观性和必然性理性思考——兼评〈对中国医疗卫生体制改革的评价与建议〉》，《医学与哲学》第 11 期。

常朝娣、陈敏，2016，《互联网医院医疗服务模式及趋势分析》，《中国卫生信息管理杂志》第 6 期。

陈娟、高静文，2018，《在线医患会话信任机制研究》，《现代传播》第 12 期。

陈子璇、王瑾、彭淳、郭凤英、翟兴、王若佳，2023，《在线问诊平台医患交互模式研究》，《医学与哲学》第 10 期。

程淑华、李欣、韩毅初，2017，《群际接触对外群体信任的影响：内群体认同的中介效应》，《心理学探新》第 1 期。

邓胜利、付少雄，2017，《定性比较分析（QCA）在图书情报学中的应用——以网络社区健康信息搜寻影响因素研究为例》，《情报理论与实践》第 12 期。

邓文浩、戴炳钦、简兆权，2021，《基于价值适配的远程医疗平台智能化服务商业模式研究》，《管理学报》第 4 期。

董晨宇、段采薏，2019，《线上评分机制：网络社会的信任乌托邦?》，《新闻与写作》第 2 期。

董恩宏、鲍勇，2012，《维克森林医师信任量表中文修订版的信效度》，《中国心理卫生杂志》第 3 期。

杜骏飞，2022，《"未托邦"：元宇宙与 Web3 的思想笔记》，《新闻大学》第 6 期。

凤凰网科技，2020，《清华医院院长：人工智能不可能代替医生》，1 月 15 日，https://tech.ifeng.com/c/7tFYbjdPJi8。

高西、徐荻茹，2018，《性病就诊者艾滋病和梅毒检测意愿及其影响因素分析》，《中国性科学》第 8 期。

格拉德威尔，马尔科姆，2020，《陌生人效应》，朱晓斌译，中信出版集团。

耿叶、介万、张思佳、周小龙、樊雪琪、董文兰、吴静，2023，《慢性病共病流行现状及防治的研究进展》，《中国慢性病预防与控制》第 1 期。

观研报告网，2022，《中国互联网医疗行业发展趋势调研与投资
　　战略分析报告（2022-2029）》，7 月 29 日，https：∥www.
　　chinabaogao. com/twozi/202207/605007. html。

郭昀澄、谢卓丹、袁平，2022，《欠发达地区农村"三高"慢
　　性病患者的贫困风险与管理策略》，《医学新知》第 1 期。

好心情互联网医院，2022，《2022 年数字化精神心理健康服务
　　行业蓝皮书》，4 月 29 日，http：∥mp. weixin. qq. com/s/6i
　　cdkh37Ad4YEj208NQ7pA。

韩鹏、陈校云、张铁山，2013，《国内外人文关怀与医患关系相
　　关问题综述》，《中国医学伦理学》第 6 期。

胡群雄、石小俊、王赟、贺佩，2017，《性病就诊者艾滋病和梅
　　毒检测意愿及影响因素分析》，《预防医学》第 6 期。

胡斯、乌苏拉，2011，《高科技无产阶级的形成：真实世界里的
　　虚拟工作》，任海龙译，北京大学出版社。

胡泳、刘纯懿，2022，《元宇宙作为媒介：传播的"复得"与
　　"复失"》，《新闻界》第 1 期。

黄少华，2003，《论网络空间的社会特性》，《兰州大学学报》
　　第 3 期。

贾思艳、黄玉玲、杨淑娟，2021，《污名化感知对 50 岁及以上
　　HIV/AIDS 患者抗病毒治疗服药依从性的影响》，《中国艾
　　滋病性病》第 12 期。

简兆权、令狐克睿、李雷，2016，《价值共创研究的演进与展
　　望——从"顾客体验"到"服务生态系统"视角》，《外国
　　经济与管理》第 9 期。

姜劲、白闪闪、王云婷、赵伟、刘宇平，2020，《线上和线下医疗服务质量对患者线下就医决策的影响》，《管理科学》第1期。

姜利斌、云国强、刘茜，2008，《医学专业主义教育困境及其教学模式的思考》，《西北医学教育》第6期。

蒋文峰、王文娟，2017，《从供给侧结构性改革看我国"看病难"与"看病贵"的解决策略》，《求实》第8期。

蒋筱涵、景晓平，2020，《在线医疗问诊中医生的身份构建》，《厦门理工学院学报》第6期。

焦剑、Lane Timothy，2019，《患者赋权问题及其解决思路——国外患者赋权理论文献综述》，《医学与哲学》第6期。

凯利，凯文，2016，《必然》，周峰、董理、金阳译，电子工业出版社。

孔灵芝，2002，《慢性非传染性疾病流行现状、发展趋势及防治策略》，《中国慢性病预防与控制》第1期。

莱文森，保罗，2001，《数字麦克卢汉》，何道宽译，社会科学文献出版社。

李勃昕，2020，《从经济高速增长到发展质量提升：内外变革与创新重塑》，《当代经济管理》第10期。

李殿富、张铁山，2005，《医患沟通的障碍》，《中国医院管理》第9期。

李宁、黄健，2018，《网络环境下医患人际传播的困境探究》，《东南传播》第7期。

李月琳、王姗姗、阮妹，2021a，《跨源健康信息搜寻的动机、信息源选择及行为路径》，《情报学报》第1期。

李月琳、张建伟、张婳，2021b，《螺旋式与直线式：在线健康医疗平台用户与医生交互模式研究》，《情报学报》第1期。

梁长秀，2011，《慢病管理中健康管理的应用》，《中国社区医师（医学专业）》第4期。

梁立智、王晓燕、鲁杨、吴利纳，2008，《医患关系调查中医患信任问题的伦理探究》，《中国医学伦理学》第5期。

刘畅、韦华，2022，《家庭资源与慢性病管理效果研究综述》，《中国老年保健医学》第6期。

刘德寰、王袁欣，2020，《移动互联网时代健康信息获取行为的族群研究》，《现代传播（中国传媒大学学报）》第11期。

刘莉娜、李立威，2019，《分享经济背景下医疗共享的商业模式研究——以名医主刀与好大夫在线为例》，《科技促进发展》第7期。

刘权，2020，《网络平台的公共性及其实现——以电商平台的法律规制为视角》，《法学研究》第2期。

刘瑞明、肖俊辉、陈琴、王娜、杨晓胜、王双苗、陈利权，2015，《医生和患者权利（力）的来源、内涵及特点——互动视域下医患权利（力）运作形式一》，《中国医院管理》第10期。

刘少杰，2012，《网络化时代的社会结构变迁》，《学术月刊》第10期。

刘细凤、赵继清、周国强、肖钢、王敏，2023，《HIV/AIDS患者社会支持 心理弹性与生活质量间的关系》，《中国艾滋病性病》第1期。

卢曼，尼克拉斯，2005，《信任》，瞿铁鹏、李强译，上海世纪出版集团。

陆泉、李易时、陈静、李保萍，2019，《在线医疗社区患者择医行为影响因素研究》，《图书情报工作》第 8 期。

马骋宇、王启桢，2018，《在线医疗服务平台医生采纳行为及影响因素研究》，《中国卫生政策研究》第 6 期。

马弘新、黄秀清，2017，《互联网医疗的医院等级歧视研究》，《卫生经济研究》第 7 期。

马蓝、王士勇、张剑勇，2021，《数字经济驱动企业商业模式创新的路径研究》，《技术经济与管理研究》第 10 期。

莫敏、匡宇扬、朱庆华、李新月、岳泉，2022，《在线问诊信息用户采纳意愿的影响因素研究》，《现代情报》第 6 期。

潘舒雯、王子晗、丁蕊、束倩雯、何贵蓉，2022，《江苏省老年慢性病患者对远程护理服务的需求及影响因素分析》，《护士进修杂志》第 11 期。

彭兰，2022，《虚实混融：元宇宙中的空间与身体》，《新闻大学》第 6 期。

澎湃新闻，2023，《谁在给中国医生排名？揭秘好大夫在线背后的商业版图》，2 月 18 日，https://m.thepaper.cn/wifiKey_detail.jsp?contid=22164157&from=wifiKey#。

戚森杰、韩优莉，2019，《医院就诊患者在线医疗使用现状及其相关因素研究——基于北京市三级医院门诊患者的调查》，《中国卫生政策研究》第 7 期。

钱明辉、徐志轩、连漪，2018，《在线健康咨询平台信息质量评价及其品牌化启示》，《情报资料工作》第 3 期。

前瞻网，2021，《中国民营医疗行业市场前瞻与投资战略规划分析报告》，6月15日，https：//www.qianzhan.com/analyst/detail/220/210615-226df73e.html。

屈英和、国宏钧，2004，《在医疗服务中加强医患沟通的实证研究》，《中国医院管理》第11期。

人民网，2021，《网上问诊：隐私泄露难防，维权标准待定》，4月15日，http：//health.people.com.cn/n1/2021/0415/c14739-32078700.html。

桑塔格，苏珊，2003，《疾病的隐喻》，程巍译，上海译文出版社。

申梦晗、李亚青，2021，《医疗保险干预能否缓解三级医院的"虹吸效应"？——基于某大城市的实证研究》，《公共行政评论》第2期。

申雨霏、赵美、胡宓，2022，《有自杀意念中学生的求助意愿、求助行为现状及其相关因素》，《山东大学学报》（医学版）第4期。

沈阳教授团队，2022，《元宇宙发展研究报告3.0版》，11月15日，http：//www.cbdio.com/BigData/2022-11/15/content_6171043.htm。

施立，2018，《在线医疗社区激励机制对医生交流情感影响研究》，硕士学位论文，武汉大学。

谭博仁，2019，《在线问诊平台中患者对医生选择意愿的影响因素研究》，硕士学位论文，北京邮电大学。

谭鸿瀛，2021，《医患交互数据驱动的移动问诊用户服务评价影响机制研究》，博士学位论文，北京邮电大学。

田智辉、梁丽君，2015，《互联网技术特性衍生的文化寓意：更新、缓冲与纠错》，《新闻与传播研究》第 5 期。

涂炯、亢歌，2018，《医患沟通中的话语反差：基于某医院医患互动的门诊观察》，《思想战线》第 3 期。

王方松，2006，《论医患沟通的实现》，《江苏卫生事业管理》第 1 期。

王富民，2019，《分级诊疗体系下医疗资源优化配置探索：基于大数据医疗信息共享机制》，《中国卫生经济》第 8 期。

王克春、顾锡冬、冯杰荣、阮尹、蒋天武，2019，《术后自我康复行动及其支持体系》，浙江大学出版社。

王克芳、吴臣，2021，《慢性病管理依从问题研究的困境及"破局"思路》，《山东大学学报》（医学版）第 9 期。

王沛、李建升、孙连荣，2008，《艾滋病污名化的内隐效应：概念抑或病状》，《中国临床心理学杂志》第 6 期。

王荣英、贺振银、赵稳稳、王雅依、张敏、孙萌萌，2016，《慢性病管理研究进展》，《中国全科医学》第 17 期。

王若佳、张诗扬、田晓晗、刘甜梦、郭凤英，2023，《互联网问诊平台中医医生服务评价研究》，《中国卫生信息管理杂志》第 2 期。

王思齐、陆秦妍、徐馨香、秦子儒、张晓飞，2022，《在线医患交互对慢性病患者依从性影响研究：基于患者特征与满意度视角》，《信息资源管理学报》第 6 期。

王蔚，2021，《数字资本主义劳动过程及其情绪剥削》，《经济学家》第 2 期。

王萱、黄涛，2021，《在线问诊患者特征和代问现象研究——以"丁香医生"为例》，《中国卫生政策研究》第 9 期。

王毅、李六林、樊静、赵西和、周力、王思源，2015，《男男性行为者的人格特征、自尊及社会支持的关系》，《中国心理卫生杂志》第 6 期。

王毅、李六林、周万明、樊静、赵西和、唐宇、何静、刘江、周力、张晓军，2018，《15~24 岁男男性行为者的焦虑和抑郁症状及相关因素》，《中国心理卫生杂志》第 12 期。

王瑜超，2018，《在线医疗社区用户健康隐私信息披露意愿的影响因素研究》，《信息资源管理学报》第 1 期。

王宇，2022，《新医科背景下医学人文素质教育研究》，硕士学位论文，新疆医科大学。

魏开宏、苏媛，2022，《国外元宇宙研究述论：热点、堵点与愿景》，《新疆师范大学学报》（哲学社会科学版）第 5 期。

翁根龙、沈宇，2012，《三级医院与社区卫生服务一体化管理的研究》，《现代医院管理》第 1 期。

吴洪斌，2017，《医患沟通与话语竞合：新媒体环境下医患关系的话语沟通》，《山东社会科学》第 12 期。

吴江、周露莎，2017a，《医疗信息资源跨地区流动：在线医疗社区优化医疗资源配置作用的研究》，《信息资源管理学报》第 4 期。

吴江、周露莎，2017b，《网络健康信息服务用户购买决策的影响因素研究》，《情报学报》第 10 期。

吴军，2020，《信息传：决定我们未来发展的方法论》，中信出版社。

肖砾、陶茂萱，2008，《健康素养研究进展与展望》，《中国健康教育》第 5 期。

辛冲冲、李健、杨春飞，2020，《中国医疗卫生服务供给水平的地区差异及空间收敛性研究》，《中国人口科学》第 1 期。

熊丹妮、夏晨曦、李燊、熊兴江、赵冬、马敬东，2018，《中国在线医疗服务医疗机构及医生的分布与启示》，《中国卫生事业管理》第 7 期。

徐书贤，2020，《线上线下的互补融合才是未来方向》，《中国医院院长》第 10 期。

徐筱蕾、贺宇杉、李军，2018，《"患者参与"理念内涵及形成过程概述》，《中华医院管理杂志》第 5 期。

许志伟，2005，《医患关系的本质：医生的专业视角及其伦理意蕴》，《医学与哲学》第 2 期。

杨君、曲路、钟惠玲、吴清香、丁小容，2013，《信息支持对提高肝癌射频消融术患者生存质量的影响》，《护理管理杂志》第 5 期。

杨凯，2021，《互联网医院在线问诊服务效用影响因素的实证研究》，《中国卫生信息管理杂志》第 5 期。

杨小玲、袁丽，2015，《互联网医疗在老年慢性病管理中的应用进展》，《实用老年医学》第 2 期。

杨致远、吴宇轩、乔清瑀、刘小丽，2022，《在线医疗平台中推荐热度的中介效应分析》，《首都医科大学学报》第 3 期。

姚建森、杜芳、席洁君、查子浩、吴雨桐、邱亨嘉，2022，《医院及社康患者互联网医院门诊服务利用及影响因素》，《中国数字医学》第 4 期。

姚琦、杨林、胡超，2022，《在线评论对消费者行为的影响研究——基于感知评论可信度的分析》，《价格理论与实践》

第 3 期。

姚占雷、李丹、许鑫，2017，《在线问诊环境下健康信息运动研
　　究——从健康信息诉求到健康知识重用》，《情报资料工
　　作》第 5 期。

叶明、邱威棋，2022，《互联网平台交易评价的治理困境与对策
　　研究》，《电子政务》第 11 期。

怡禾循证，2024，《怡禾质控管理制度》，3 月 14 日，https：∥
　　mp. weixin. qq. com/s/ROnF66WstCon4C7d-W2q5Q。

易观分析，2020，《中国互联网医疗年度分析 2020》，6 月 24
　　日，https：∥www. analysys. cn/article/detail/20019817。

易梦馨、吴江、蔡婧璇、高嘉慧，2021，《信任视角下基于文本
　　图片多源信息的在线择医行为研究》，《情报科学》第
　　9 期。

袁菁华，2010，《中国医疗服务提供市场化了吗？——基于医疗
　　服务竞争性角度的分析》，《经济与管理研究》第 6 期。

袁小平、姜春燕，2023，《社会治理视域下社会工作情感劳动的
　　困境及其破解》，《南昌大学学报》（人文社会科学版）第
　　1 期。

曾宇颖、郭道猛，2018，《基于信任视角的在线健康社区患者择
　　医行为研究——以好大夫在线为例》，《情报理论与实践》
　　第 9 期。

查先进、张晋朝、严亚兰，2015，《微博环境下用户学术信息搜
　　寻行为影响因素研究——信息质量和信源可信度双路径视
　　角》，《中国图书馆学报》第 3 期。

翟晓梅，2016，《医学的商业化与医学专业精神的危机》，《医

学与哲学（A）》第 4 期。

张红彩，2010，《精神分裂症患者的病耻感与服药依从性关系的研究》，硕士学位论文，中国协和医科大学。

张洪忠、斗维红、任吴炯，2022，《元宇宙：具身传播的场景想象》，《新闻界》第 1 期。

张利江、伟奇、孙建伟、孟勇，2022，《公立医院医生开展互联网医疗服务的偏好研究——基于离散选择实验》，《中国卫生政策研究》第 11 期。

张曼洋、杨光飞、周雨禾、朱康、刘卓，2022，《在线医疗社区医生的参与行为特征分析》，《中国医疗管理科学》第 3 期。

张艳萍、张宗明，2007，《医学科学精神与医学人文精神交融——实现现代医学模式的转换》，《南京中医药大学学报》（社会科学版）第 3 期。

张颖，2019，《探析医患沟通中避免话语角色冲突的修辞运用》，《医学与哲学》第 23 期。

张颖、朱庆华，2018，《付费知识问答社区中提问者的答主选择行为研究》，《情报理论与实践》第 12 期。

张有春、李晓林，2005，《艾滋病宣传报道中歧视现象的研究》，《中国健康教育》第 6 期。

张昱、杨彩云，2013，《泛污名化：风险社会信任危机的一种表征》，《河北学刊》第 2 期。

章浩明、赵樱，2022，《在线健康社区双心疾病用户信息需求主题与情感分析》，《大学图书情报学刊》第 6 期。

赵国闯，2017，《互联网医患沟通平台上医生好评的影响因素研究》，硕士学位论文，对外经济贸易大学。

赵美荻，2020，《个体在线问诊使用意愿的影响因素研究》，硕士学位论文，云南大学。

郑大喜，2006，《构建和谐医患关系的多维思考》，《中华医院管理杂志》第 7 期。

郑杭生，2003，《社会学概论新修》，中国人民大学出版社。

郑秋莹、孔军辉，2013，《患者在线社区：医疗服务创新的新途径》，《医院管理论坛》第 4 期。

中国网，2020，《卫健委：疫情期间互联网诊疗咨询量同比增20 多倍》，3 月 20 日，http：//news. china. com. cn/txt/2020-03/20/content_75839199. htm。

中国新闻网，2021，《好大夫在线王航：互联网医疗第三方平台和实体医院关系展望》，1 月 14 日，http：//www. chinanews. com/business/2021/01-14/9386772. shtml。

中国政府网，2016，《"健康中国 2030"规划纲要》，10 月 25 日，https：//www. gov. cn/gongbao/content/2016/content_5133024. htm。

中国政府网，2018，《关于促进"互联网+医疗健康"发展的实施意见》，4 月 28 日，https：//www. gov. cn/xinwen/2018-04/28/content_5286707. htm。

中国政府网，2020，《关于积极推进"互联网+"医疗服务医保支付工作的指导意见》，11 月 3 日，https：//www. gov. cn/zhengce/zhengceku/2020-11/03/content_5556883. htm。

中国政府网，2021，《加快培育新型消费实施方案》，3 月 25 日，https：//www. gov. cn/zhengce/zhengceku/2021-03/25/content_5595689. htm。

中国政府网，2023，《中共中央办公厅 国务院办公厅印发〈关于进一步深化改革促进乡村医疗卫生体系健康发展的意见〉》，2 月 23 日，https：//www. gov. cn/gongbao/content/2023/content_5745285. htm。

中研网，2024，《互联网医疗行业发展现状、竞争格局及未来发展趋势与前景分析》，10 月 15 日，https：//www. chinairn. com/hyzx/20241015/142403939. shtml。

周葆华，2020，《永久在线、永久连接：移动互联网时代的生活方式及其影响因素》，《新闻大学》第 3 期。

周露莎，2018，《在线医疗社区患者满意度挖掘及其对患者择医行为的影响研究》，硕士学位论文，武汉大学。

周敏、侯颗，2019，《患者赋权还是医生本位？——移动医疗应用中线上社会资本对医患关系的影响研究》，《全球传媒学刊》第 3 期。

周裕琼，2014，《数字代沟与文化反哺：对家庭内"静悄悄的革命"的量化考察》，《现代传播（中国传媒大学学报）》第 2 期。

朱海玲，2022，《社区老年慢性病患者应用"互联网+"家庭护理管理模式的效果》，《互联网周刊》第 17 期。

祝超慧，2019，《患者感知信息不对称对医患信任的影响：量表的修订及其应用研究》，硕士学位论文，南方医科大学。

Adamson, Steven C. and John W. Bachman. 2010. "Pilot Study of Providing Online Care in a Primary Care Setting." *Mayo Clinic Proceedings* 85: 704-710.

Al-Amin, Mona, Suzanne C. Makarem, and Rohit Pradhan. 2011.

"Hospital Ability to Attract International Patients: A Conceptual Framework." *International Journal of Pharmaceutical and Healthcare Marketing* 5: 205–221.

Al-Mahdi, Ibrahim, Kathleen Gray, and Reeva Lederman. 2015. "Online Medical Consultation: A Review of Literature and Practice." In *Proceedings of the 8th Australasian Workshop on Health Informatics and Knowledge Management* (Vol. 164, No. 1, pp. 97–100). Sydney: Australian Computer Society.

Althouse, Benjamin M., Samuel V. Scarpino, Lauren A. Meyers, …, and Amy Wesolowski. 2015. "Enhancing Disease Surveillance with Novel Data Streams: Challenges and Opportunities." *EPJ Data Science* 4: 1–8.

Amichai-Hamburger, Yair, Galit Wainapel, and Shaul Fox. 2002. " 'On the Internet No One Knows I'm an Introvert': Extroversion, Neuroticism, and Internet Interaction." *Cyberpsychology & Behavior* 5: 125–128.

Anderson, Lynda A. and Robert F. Dedrick. 1990. "Development of the Trust in Physician Scale: A Measure to Assess Interpersonal Trust in Patient-physician Relationships." *Psychological Reports* 67: 1091–1110.

Arora, Neeraj K. 2003. "Interacting with Cancer Patients: The Significance of Physicians' Communication Behavior." *Social Science & Medicine* 57: 791–806.

Atanasova, Sara, Tanja Kamin, and Gregor Petrič. 2018. "The Benefits and Challenges of Online Professional-patient Interac-

数字诊室：传播学视角下的在线问诊

tion: Comparing Views Between Users and Health Professional Moderators in an Online Health Community. " *Computers in Human Behavior* 83: 106–118.

Atasoy, Hilal, Brad N. Greenwood, and Jeffrey S. McCullough. 2019. " The Digitization of Patient Care: A Review of the Effects of Electronic Health Records on Health Care Quality and Utilization. " *Annual Review of Public Health* 40: 487–500.

Audrain-Pontevia, Anne-Françoise, Loick Menvielle, and Myriam Ertz. 2019. "Effects of Three Antecedents of Patient Compliance for Users of Peer-To-Peer Online Health Communities: Cross-Sectional Study. " *Journal of Medical Internet Research* 21: e14006.

Baig, Mirza Mansoor, Hamid GholamHosseini, and Martin J. Connolly. 2015. " Mobile Healthcare Applications: System Design Review, Critical Issues and Challenges. " *Australasian Physical & Engineering Sciences in Medicine* 38: 23–38.

Bailenson, Jeremy. 2018. *Experience on Demand: What Virtual Reality Is, How It Works, and What It Can Do* (WW Norton & Company: New York).

Baker, Kevin L. and Noelle Robertson. 2008. " Coping with Caring for Someone with Dementia: Reviewing the Literature about Men. " *Aging & Mental Health* 12: 413–422.

Ball, Marion J. and Jennifer Lillis. 2001. " E-health: Transforming the Physician/Patient Relationship. " *International Journal of Medical Informatics* 61: 1–10.

Barnes, Wayne R. 2018. "The Good, the Bad, and the Ugly of Online Reviews: The Trouble with Trolls and a Role for Contract Law after the Consumer Review Fairness Act. " *Ga. L. Rev.* 53: 549.

Barr, Victoria, Sylvia Robinson, Brenda Marin-Link, Lisa Underhill, Anita Dotts, Darlene Ravensdale, and Sandy Salivaras. 2003. "The Expanded Chronic Care Model: An Integration of Concepts and Strategies from Population Health Promotion and the Chronic Care Model. " *Healthcare Quarterly* 7: 73–82.

Basham, Randall E. 2009. "A Review of Online Social Support: The Interplay of Social Networks and Computer-mediated Communication by A. Bambina. " *Journal of Technology in Human Service* 27: 151–155.

Benson-Rea, Maureen, Roderick J. Brodie, and Herbert Sima. 2013. "The Plurality of Co-existing Business Models: Investigating the Complexity of Value Drivers. " *Industrial Marketing Management* 42: 717–729.

Boulware, Leigh Ebony, Lisa A. Cooper, Lloyd E. Ratner, Thomas A. LaVeist, and Neil R. Powe. 2003. "Race and Trust in the Health Care System. " *Public Health Reports* 118: 358–365.

Brody, Howard. 2014. "Economism and the Commercialization of Health Care. " *The Journal of Law, Medicine & Ethics* 42: 501–508.

Broniatowski, David A. , Michael J. Paul, and Mark Dredze. 2013. "National and Local Influenza Surveillance Through Twitter: An Analysis of the 2012–2013 Influenza Epidemic. " *PloS One* 8:

e83672. https://doi. org/10. 1371/journal. pone. 0083672.

Broom, Alex. 2005. "Virtually Healthy: The Impact of Internet Use on Disease Experience and the Doctor-Patient Relationship. " *Qualitative Health Research* 15: 325–345.

Brown, Marie T. and Jennifer K. Bussell. 2011. "Medication Adherence: WHO Cares?" *Mayo Clinic Proceedings* 86: 304–314.

Buhi, Eric R. , Ellen M. Daley, Alison Oberne, Sarah A. Smith, Tali Schneider, and Hollie J. Fuhrmann. 2010. "Quality and Accuracy of Sexual Health Information Web Sites Visited by Young People. " *Journal of Adolescent Health* 47: 206–208.

Burke, Moira, Robert Kraut, and Diane Williams. 2010. "Social Use of Computer-mediated Communication by Adults on the Autism Spectrum. " *In Proceedings of the* 2010 *ACM Conference on Computer Supported Cooperative Work* (pp. 425–434). https://doi. org/10. 1145/1718918. 1718991.

Burkle, Christopher M. and Mark T. Keegan. 2015. "Popularity of Internet Physician Rating Sites and Their Apparent Influence on Patients' Choices of Physicians. " *BMC Health Services Research* 15: 1–7.

Caiata-Zufferey, Maria, Andrea Abraham, Kathrin Sommerhalder, and Peter J. Schulz. 2010. "Online Health Information Seeking in the Context of the Medical Consultation in Switzerland. " *Qualitative Health Research* 20: 1050–1061.

Cao, Bolin, Peipei Zhao, Bien-Gund Cedric, Weiming Tang, J. Ong Jason, Fitzpatrick Thomas, Tucker Joseph D. , and Zhenzhou Luo. 2018. "The Web-based Physician is Ready to See You: A Nationwide Cross-sectional Survey of Physicians Using a Mobile Medical App to Evaluate Patients with Sexually Transmitted Diseases in China." *JMIR mHealth and uHealth* 6: e10531. https://preprints.jmir.org/preprint/10531.

Cao, Bolin, Shiyi Huang, and Weiming Tang. 2024. "AI Triage or Manual Triage? Exploring Medical Staffs' Preference for AI Triage in China." *Patient Education and Counseling* 119: 108076. https://doi.org/10.1016/j.pec.2023.108076.

Cegala, Donald J. and Douglas M. Post. 2009. "The Impact of Patients' Participation on Physicians' Patient-centered Communication." *Patient Education and Counseling* 77: 202-208.

Chan, Emily H., Vikram Sahai, Corrie Conrad, and John S. Brownstein. 2011. "Using Web Search Query Data to Monitor Dengue Epidemics: A New Model for Neglected Tropical Disease Surveillance." *PLOS Neglected Tropical Diseases* 5: e1206. https://doi.org/10.1371/journal.pntd.0001206.

Chappell, Neena L., Carren Dujela, and André Smith. 2014. "Caregiver Well-Being: Intersections of Relationship and Gender." *Research on Aging* 37: 623-645.

Charles, Cathy, Amiram Gafni, and Tim Whelan. 1997. "Shared Decision-making in the Medical Encounter: What Does It Mean? (or It Takes at Least Two to Tango)." *Social Science & Medicine* 44: 681-692.

Chen, Shuqing, Xitong Guo, Tianshi Wu, and Xiaofeng Ju. 2020.

"Exploring the Online Doctor-patient Interaction on Patient Satisfaction Based on Text Mining and Empirical Analysis." *Information Processing & Management* 57: 102253. https://doi.org/10.1016/j.ipm.2020.102253.

Chester, Andrea and Carolyn A. Glass. 2006. "Online Counselling: A Descriptive Analysis of Therapy Services on the Internet." *British Journal of Guidance & Counselling* 34: 145-160.

Chin, Jih J. 2002. "Doctor-patient Relationship: From Medical Paternalism to Enhanced Autonomy." *Singapore Medical Journal* 43: 152-155.

Civaner, Mustafa Murat, Harun Balcioglu, and Kevser Vatansever. 2016. "Medical Students' Opinions about the Commercialization of Healthcare: A Cross-Sectional Survey." *Journal of Bioethical Inquiry* 13: 261-270.

Cline, Rebecca J. Welch. 2003. "At the Intersection of Micro and Macro: Opportunities and Challenges for Physician-patient Communication Research." *Patient Education and Counseling* 50: 13-16.

Conrad, Peter. 1985. "The Meaning of Medications: Another Look at Compliance." *Social Science & Medicine* 20: 29-37.

Corritore, Cynthia L., Susan Wiedenbeck, Beverly Kracher, and Robert P. Marble. 2007. "Online Trust and Health Information Websites." *International Journal of Technology and Human Interaction (IJTHI)* 8: 92-115.

Crolic, Cammy, Felipe Thomaz, Rhonda Hadi, and Andrew T.

Stephen. 2022. "Blame the Bot: Anthropomorphism and Anger in Customer-Chatbot Interactions." *Journal of Marketing* 86: 132–148.

Daft, Richard L. and Robert H. Lengel. 1986. "Organizational Information Requirements, Media Richness and Structural Design." *Management Science* 32: 554–571.

D'Alfonso, Simon. 2020. "AI in Mental Health." *Current Opinion in Psychology* 36: 112–117.

Degner, Lesley F. and Jeffrey A. Sloan. 1992. "Decision Making During Serious Illness: What Role Do Patients Really Want to Play?" *Journal of Clinical Epidemiology* 45: 941–950.

Denberg, Thomas D., Stephen E. Ross, and John F. Steiner. 2007. "Patient Acceptance of a Novel Preventive Care Delivery System." *Preventive Medicine* 44: 543–546.

Deng, Zhaohua, Ziying Hong, Wei Zhang, Richard Evans, and Yanyan Chen. 2019. "The Effect of Online Effort and Reputation of Physicians on Patients' Choice: 3-wave Data Analysis of China's Good Doctor Website." *Journal of Medical Internet Research* 21: e10170. https://preprints.jmir.org/preprint/10170.

Doximity. 2020. "2020 State of Telemedicine Report." https://c8y.doxcdn.com/image/upload/v1/Press%20Blog/Research%20Reports/2020-state-telemedicine-report.pdf.

Dyer, John Robert. 2008. "Leadership, Decision Making and Collective Behaviour in Animal Groups." PhD diss., University of Leeds.

数字诊室：传播学视角下的在线问诊

Edwards, Hannah B. , Elsa Marques, William Hollingworth, Jeremy Horwood, Michelle Farr, Elly Bernard, Chris Salisbury, and Kate Northstone. 2017. "Use of a Primary Care Online Consultation System, by Whom, When and Why: Evaluation of a Pilot Observational Study in 36 General Practices in South West England. " *BMJ Open* 7: e016901. https://doi. org/10. 1136/bmjopen-2017-016901.

Ehret, Michael, Vishal Kashyap, and Jochen Wirtz. 2013. "Business Models: Impact on Business Markets and Opportunities for Marketing Research. " *Industrial Marketing Management* 42: 649-655.

Elaskary, Rowaida Shohdy. 2021. "The Effects of Gender, Personality Type, Number of Sessions and Online Modality on the Therapeutic Alliance and Session Evaluation in Online Counselling. " PhD diss. , National College of Ireland. https://norma. ncirl. ie/4927/1/rowaidashohdyelaskary. pdf.

Eldh, Ann Catrine. 2006. *Patient Participation: What It Is and What It Is Not.* Diss. Örebro universitetsbibliotek. https://urn. kb. se/resolve? urn=urn: nbn: se: du-15194.

Emanuel, Ezekiel J. and Linda L. Emanuel. 1992. "Four Models of the Physician-patient Relationship. " *JAMA* 267: 2221-2226. doi: 10. 1001/jama. 1992. 03480160079038.

Epstein, Ronald M. , Peter Franks, Kevin Fiscella, Cleveland G. Shields, Sean C. Meldrum, Richard L. Kravitz, and Paul R. Duberstein. 2005. "Measuring Patient-centered Communication in Patient-physician Consultations: Theoretical and Practical Issues. " *Social Science & Medicine* 61: 1516-1528.

Epstein, Ronald M. and Richard L. Street Jr. 2007. *Patient-centered Communication in Cancer Care: Promoting Healing and Reducing Suffering* (Bethesda: National Cancer Institute, NIH Publication). https://cancercontrol. cancer. gov/sites/default/files/2020-06/pcc_ monograph. pdf.

Falvo, Donna and Penelope Tippy. 1988. "Communicating Information to Patients. Patient Satisfaction and Adherence as Associated with Resident Skill. " *The Journal of Family Practice* 26: 643-647.

Fehrer, Julia A. , Herbert Woratschek, and Roderick J. Brodie. 2018. "A Systemic Logic for Platform Business Models. " *Journal of Service Management* 29: 546-568.

Finset, Arnstein. 2011. "Research on Person-centred Clinical Care. " *Journal of Evaluation in Clinical Practice* 17: 384-386.

Fischer, Shira H. , Lori Uscher-Pines, Elizabeth Roth, and Joshua Breslau. 2021. "The Transition to Telehealth during the First Months of the COVID-19 Pandemic: Evidence from a National Sample of Patients. " *Journal of General Internal Medicine* 36: 849-851.

Fitzpatrick, Kathleen Kara, Alison Darcy, and Molly Vierhile. 2017. "Delivering Cognitive Behavior Therapy to Young Adults with Symptoms of Depression and Anxiety Using a Fully Automated Conversational Agent (Woebot): A Randomized Controlled Trial. " *JMIR Mental Health* 4: e7785. doi: 10. 2196/mental. 7785.

Fletcher, Richard and Rasmus. K. Nielsen 2024. " What Does the Public in Six Countries Think of Generative AI in News?" *Reuters Institute for the Study of Journalism*, https://reutersinstitute. politics. ox. ac. uk/what-does-public-six-countries-think-generative-ai-news.

Foucault, Michel. 2012. *The Birth of the Clinic* (London: Routledge).

Gartner. 2022. https://www. gartner. com/cn/newsroom/press-releases/2022-metaverse-forecast0。

Gessl, Alessandra Schirin, Stephan Schlögl, and Nils Mevenkamp. 2019. "On the Perceptions and Acceptance of Artificially Intelligent Robotics and the Psychology of the Future Elderly. " *Behaviour & Information Technology* 38: 1068-1087.

Goh, Jie Mein, Guodong (Gordon) Gao, and Ritu Agarwal. 2016. "The Creation of Social Value: Can an Online Health Community Reduce Rural-Urban Health Disparities?" *MIS Quarterly* 40: 247-263.

Gordon, Howard S. and Richard L. Street. 2016. "How Physicians, Patients, and Observers Compare on the Use of Qualitative and Quantitative Measures of Physician-patient Communication. " *Evaluation & the Health Professions* 39: 496-511.

Granger, Clive W. J. 1969. "Investigating Causal Relations by Econometric Models and Cross-spectral Methods. " *Econometrica* 37:

参
考
文
献

424–438.

Greenhalgh, Trisha, Shanti Vijayaraghavan, Joe Wherton, Sara Shaw, Emma Byrne, Desirée Campbell-Richards, Satya Bhattacharya, …, and Joanne Morris. 2016a. "Virtual Online Consultations: Advantages and Limitations (VOCAL) Study." *BMJ Open* 6: e009388. https://doi.org/10.1136/bmjopen-2015–009388.

Greenhalgh, Trisha, Claire Jackson, Sara Shaw, and Tina Janamian. 2016b. "Achieving Research Impact Through Co-creation in Community-based Health Services: literature Review and Case Study." *The Milbank Quarterly* 94: 392–429.

Grigsby, Jim and Jay H. Sanders. 1998. "Telemedicine: Where It Is and Where It's Going." *Annals of Internal Medicine* 129: 123–127.

Grumet, Gerald W. 1983. "Eye Contact: The Core of Interpersonal Relatedness." *Psychiatry* 46: 172–180.

Guo, Xitong, Shanshan Guo, Douglas Vogel, and Yijun Li. 2016. "Online Healthcare Community Interaction Dynamics." *Journal of Management Science and Engineering* 1: 58–74.

Hall, Mark A., Beiyao Zheng, Elizabeth Dugan, Fabian Camacho, Kristin E. Kidd, Aneil Mishra, and Rajesh Balkrishnan. 2002. "Measuring Patients' Trust in Their Primary Care Providers." *Medical Care Research and Review* 59: 293–318.

Hamilton, James D. 1994. *Time Series Analysis* (New Jersey: Princeton University Press).

数字诊室：传播学视角下的在线问诊

Han, Xi, Jiabin Qu, and Tingting Zhang. 2019. "Exploring the Impact of Review Valence, Disease Risk, and Trust on Patient Choice Based on Online Physician Reviews." *Telematics and Informatics* 45: 101276. https://doi.org/10.1016/j.tele.2019.101276.

Hancock, Jeffrey T., Mor Naaman, and Karen Levy. 2020. "AI-mediated Communication: Definition, Research Agenda, and Ethical Considerations." *Journal of Computer-Mediated Communication* 25: 89-100.

Harris, Emily. 2024. "Patients Treated by Female Physicians Had Better Mortality Rates." *JAMA* 331: 1884 - 1884. doi: 10.1001/jama.2024.8429.

Herek, Gregory M. and John P. Capitanio. 1998. "Symbolic Prejudice or Fear of Infection? A Functional Analysis of AIDS-related Stigma among Heterosexual Adults." *Basic and Applied Social Psychology* 20: 230-241.

Herzlinger, Regina E. 2004. *Consumer-driven Health Care: Implications for Providers, Payers, and Policy-makers* (John Wiley & Sons).

Hewett, Suniti, Karen Becker, and Adelle Bish. 2019. "Blended Workplace Learning: The Value of Human Interaction." *Journal of Education and Training* 61: 2-16.

Hillen, Marij A., Hanneke C. J. M. De Haes, and Ellen M. A. Smets. 2011. "Cancer Patients' Trust in Their Physician—A Review." *Psycho-oncology* 20: 227-241.

参考文献

Holden, A. C. L. 2018. "Consumer-driven and Commercialised Practice in Dentistry: An Ethical and Professional Problem?" *Medicine Health Care and Philosophy* 21: 583−589.

Hooper, Simon, B. R. Simon Rosser, Keith J. Horvath, J. Michael Oakes, Gene Danilenko, and The Men's INTernet Sex Ⅱ (MINTS-Ⅱ) Team. 2008. "An Online Needs Assessment of a Virtual Community: What Men Who Use the Internet to Seek Sex with Men Want in Internet-Based HIV Prevention." *Aids and Behavior* 12: 867−875.

Horberg, Michael A., Leo B. Hurley, Michael J. Silverberg, Daniel B. Klein, Charles P. Quesenberry, and Michael J. Mugavero. 2013. "Missed Office Visits and Risk of Mortality among HIV-Infected Subjects in a Large Healthcare System in the United States." *AIDS Patient Care and STDs* 27: 442−449.

Horwitz, Ralph I. and Sarah M. Horwitz. 1993. "Adherence to Treatment and Health Outcomes." *Archives of Internal Medicine* 153: 1863−1868.

Hou, Jiran and Minsun Shim. 2010. "The Role of Provider-patient Communication and Trust in Online Sources in Internet Use for Health-related Activities." *Journal of Health Communication* 15: 186−199.

Hox, Joop, Mirjam Moerbeek, and Rens Van de Schoot. 2017. *Multilevel Analysis: Techniques and Applications* (London: Routledge).

Hswen, Yulin, John S. Brownstein, Jeremiah Liu, and Jared B.

数字诊室：传播学视角下的在线问诊

Hawkins. 2017. "Use of a Digital Health Application for Influenza Surveillance in China. " *American Journal of Public Health* 107: 1130–1136.

Huang, Ruonan, Ganfeng Luo, Qibin Duan, Lei Zhang,..., and Huachun Zou. 2020. "Using Baidu Search Index to Monitor and Predict Newly Diagnosed Cases of HIV/AIDS, Syphilis and Gonorrhea in China: Estimates from a Vector Autoregressive (VAR) Model. " *BMJ Open* 10: e036098. https://doi. org/10. 1136/bmjopen-2019-036098.

Hwang, Gwo-Jen and Ching-Yi Chang. 2023. "A Review of Opportunities and Challenges of Chatbots in Education. " *Interactive Learning Environments* 31: 4099 – 4112. https://doi. org/10. 1080/10494820. 2021. 1952615.

Islam, Mohammed M. , Jose M. Valderas, Laurann Yen, Paresh Dawda, Tanisha Jowsey, and Ian S. McRae. 2014. "Multimorbidity and Comorbidity of Chronic Diseases among the Senior Australians: Prevalence and Patterns. " Edited by Jerson Laks. *PLoS ONE* 9: e83783. https://doi. org/10. 1371/journal. pone. 0083783.

Jaffe, Michael J. , Young-Eum Lee, Lining Huang, and Hayg Oshagan. 1995. "Gender, Pseudonyms, and CMC: Masking Identities and Baring Souls. " In 45*th Annual Conference of the International Communication Association*, *New Mexico*. https:// smg. media. mit. edu/library/jaffe1995. html.

Jiang, Jinglu, Ann-Frances Cameron, and Ming Yang. 2020. "Analysis of Massive Online Medical Consultation Service Data to Understand Physicians' Economic Return: Observational Data Mining Study. " *JMIR Medical Informatics* 8: e16765. https://doi. org/10. 2196/16765.

Jiang, Shaohai. 2019a. "How Does Online Patient - Provider Communication Heal? Examining the Role of Patient Satisfaction and Communication Experience in China. " *Health Communication* 34: 1637-1644.

Jiang, Shaohai. 2019b. "Talk to Your Doctors Online: An Internet-based Intervention in China. " *Health Communication* 36: 405-411.

Jiang, Shaohai. 2020. "The Relationship Between Face-to-face and Online Patient-provider Communication: Examining the Moderating Roles of Patient Trust and Patient Satisfaction. " *Health Communication* 35: 341-349.

Jin, Jing, Grant Edward Sklar, Vernon Min Sen Oh, and S. Chuen Li. 2008. "Factors Affecting Therapeutic Compliance: A Review from the Patient's Perspective. " *Therapeutics and Clinical Risk Management* 4: 269-270.

Jin, Xiaoling, Mengjie Yin, Zhongyun Zhou, and Xiaoyu Yu. 2021. "The Differential Effects of Trusting Beliefs on Social Media Users' Willingness to Adopt and Share Health Knowledge. " *Information Processing and Management* 58: 102413. https://doi. org/10. 1016/j. ipm. 2020. 102413.

Johnston, Allen C. , James L. Worrell, Paul M. Di Gangi, and

数字诊室：传播学视角下的在线问诊

Molly Wasko. 2013. "Online Health Communities: an assessment of the influence of participation on patient empowerment outcomes." *Information Technology & People* 26: 213–235.

Kellermann, Arthur L. , Alexander P. Isakov, Ruth Parker, Michael T. Handrigan, and Seth Foldy. 2010. "Web-based Self-triage of Influenza-like Illness during the 2009 H1N1 Influenza Pandemic." *Annals of Emergency Medicine* 56: 288–294.

Khan, Firdos, Alia Saeed, and Shaukat Ali. 2020. "Modelling and Forecasting of New Cases, Deaths and Recover Cases of COVID-19 by Using Vector Autoregressive Model in Pakistan." *Chaos Solitons & Fractals* 140: 110189. https://doi. org/10. 1016/j. chaos. 2020. 110189.

Kivits, Joëlle. 2006. "Informed Patients and the Internet: A Mediated Context for Consultations with Health Professionals. " *Journal of Health Psychology* 11: 269–282.

Kjelsø, Charlotte, Michael Galle, Henrik Bang, Steen Ethelberg, and Tyra Grove Krause. 2016. "Influmeter-An Online Tool for Self-reporting of Influenza-like Illness in Denmark." *Infectious Diseases* 48: 322–327.

Klein, Britt and Suellen Cook. 2010. "Preferences for E-mental Health Services amongst an Online Australian Sample?" *E-journal of Applied Psychology* 6: 28–39.

Kruglanski, Arie W. and Donna M. Webster. 1996. "Motivated Closing of the Mind: ' Seizing ' and ' Freezing ' . " *Psychological Review* 103: 263–283.

参
考
文
献

Laugesen, John, Khaled Hassanein, and Yufei Yuan. 2015. "The Impact of Internet Health Information on Patient Compliance: A Research Model and an Empirical Study." *Journal of Medical Internet Research* 17: e143.

Lee, Seungcheol Austin and Robert J. Zuercher. 2017. "A Current Review of Doctor-patient Computer-mediated Communication." *Journal of Communication in Healthcare* 10: 22-30.

Lerman, Caryn E., David S. Brody, G. Craig Caputo, David G. Smith, Carlos G. Lazaro, and Heidi G. Wolfson. 1990. "Patients' Perceived Involvement in Care Scale: Relationship to Attitudes about Illness and Medical Care." *Journal of General Internal Medicine* 5: 29-33.

Li, Jia, Jie Tang, Ling Jiang, David C. Yen, and Xuan Liu. 2019. "Economic Success of Physicians in the Online Consultation Market: A Signaling Theory Perspective." *International Journal of Electronic Commerce* 23: 244-271.

Li, Jia, Ya Zhang, Ling Ma, and Xuan Liu. 2016. "The Impact of the Internet on Health Consultation Market Concentration: An Econometric Analysis of Secondary Data." *Journal of Medical Internet Research* 18: e276. doi: 10.2196/jmir.6423.

Liu, Qianqian Ben, Xiaoxiao Liu, and Xitong Guo. 2020. "The Effects of Participating in a Physician-driven Online Health Community in Managing Chronic Disease: Evidence from Two Natural Experiments." *Management Information Systems Quarterly* 44: 391-419. DOI: 10.25300/MISQ/2020/15102.

Liu, Xiaoxiao, Xitong Guo, Hong Wu and Tianshi Wu. 2016. "The Impact of Individual and Organizational Reputation on Physicians' Appointments Online." *International Journal of E-lectronic Commerce* 20: 551−577.

Loh, Andreas, Rainer Leonhart, Celia E. Wills, Daniela Simon, and Martin Härter. 2007a. "The Impact of Patient Participation on Adherence and Clinical Outcome in Primary Care of Depression." *Patient Education and Counseling* 65: 69−78.

Loh, Andreas, Daniela Simon, Celia E. Wills, Levente Kriston, Wilhelm Niebling, and Martin Härter. 2007b. "The Effects of a Shared Decision-making Intervention in Primary Care of Depression: A Cluster-randomized Controlled Trial." *Patient Education and Counseling* 67: 324−332.

Lütkepohl, Helmut. 2005. *New Introduction to Multiple Time Series Analysis* (Berlin: Springer Science & Business Media).

Lu, Xinyi and Runtong Zhang. 2019. "Impact of Physician-patient Communication in Online Health Communities on Patient Compliance: Cross-sectional Questionnaire Study." *Journal of Medical Internet Research* 21: e12891. doi: 10. 2196/12891

Lu, Xinyi, Runtong Zhang, Wen Wu, Xiaopu Shang, and Manlu Liu. 2018. "Relationship Between Internet Health Information and Patient Compliance Based on Trust: Empirical Study." *Journal of Medical Internet Research* 20: e253. https://doi. org/10. 2196/jmir. 9364.

MacKenzie, Chris R. 2007. "Professionalism and Medicine." *HSS*

Journal 3: 222-227.

Magistretti, Stefano, Claudio Dell'Era, and Antonio M. Petruzzelli. 2019. "How Intelligent is Watson? Enabling Digital Transformation Through Artificial Intelligence." *Business Horizons* 62: 819-829.

Mao, Yansheng and Xin Zhao. 2020. "By the Mitigation One Knows the Doctor: Mitigation Strategies by Chinese Doctors in Online Medical Consultation." *Health Communication* 35: 667-674.

McColl-Kennedy, Janet R., Tracey S. Danaher, Andrew S. Gallan, Chiara Orsingher, Line Lervik-Olsen, and Rohit Verma. 2017. "How Do You Feel Today? Managing Patient Emotions during Health Care Experiences to Enhance Well-being." *Journal of Business Research* 79: 247-259.

McGough, Sarah F., John S. Brownstein, Jared B. Hawkins, and Mauricio Santillana. 2017. "Forecasting Zika Incidence in the 2016 Latin America Outbreak Combining Traditional Disease Surveillance with Search, Social Media, and News Report Data." *PLOS Neglected Tropical Diseases* 11: e0005295. https:// doi. org/10. 1371/journal. pntd. 0005295.

McLoughlin, Ian P., Karin Garrety, and Rob Wilson. 2017. *The Digitalization of Healthcare: Electronic Records and the Disruption of Moral Orders* (Oxford: Oxford University Press).

Mechanic, David. 1996. "Changing Medical Organization and the Erosion of Trust." *The Milbank Quarterly* 74: 171-189.

Mechanic, David and Sharon Meyer. 2000. "Concepts of Trust among Patients with Serious Illness. " *Social Science & Medicine* 51: 657-668.

Meggiolaro, Elena, Maria A. Berardi, Elisabeth Andritsch, …, and Luigi Grassi. 2016. "Cancer Patients' Emotional Distress, Coping Styles and Perception of Doctor-patient Interaction in European Cancer Settings. " *Palliative & Supportive Care* 14: 204-211.

Mery, Gustavo, Shipli Majumder, Adalsteinn Brown, and Mark J. Dobrow. 2017. "What Do We Mean When We Talk about the Triple Aim? A Systematic Review of Evolving Definitions and Adaptations of the Framework at the Health System Level. " *Health Policy* 121: 629-636.

Merz, Michael A. , Yi He, and Stephen L. Vargo. 2009. "The E-volving Brand Logic: A Service-dominant Logic Perspective. " *Journal of the Academy of Marketing Science* 37: 328-344.

Mold, Freda, Jane Hendy, Yi-Ling Lai, and Simon de Lusignan. 2019. "Electronic Consultation in Primary Care Between Providers and Patients: Systematic Review. " *JMIR Medical Informatics* 7: e13042. https://preprints. jmir. org/preprint/13042.

Monaghesh, Elham and Alireza Hajizadeh. 2020. "The Role of Telehealth During COVID-19 Outbreak: A Systematic Review Based on Current Evidence. " *BMC Public Health* 20: 1-9.

Moztarzadeh, Omid, Mohammad Jamshidi, Saleh Sargolzaei, Alireza Jamshidi, Nasimeh Baghalipour, Mona Malekzadeh Moghani, and Lukas Hauer. 2023. "Metaverse and healthcare: Machine

Learning-enabled Digital Twins of Cancer." *Bioengineering* 10: 455.

Mullen, Kathleen J., Richard G. Frank, and Meredith B. Rosenthal. 2010. "Can You Get What You Pay for? Pay-for-performance and the Quality of Healthcare Providers." *The RAND Journal of Economics* 41: 64-91.

Nass, Clifford, Jonathan Steuer, and Ellen R. Tauber. 1994. "Computers Are Social Actors." *Proceedings of the SIGCHI Conference on Human Factors in Computing Systems (Boston, Massachusetts April 24-28)*: 72-28.

Netemeyer, Richard G., David G. Dobolyi, Ahmed Abbasi, Gari Clifford, and Herman Taylor. 2020. "Health Literacy, Health Numeracy, and Trust in Doctor: Effects on Key Patient Health Outcomes." *Journal of Consumer Affairs* 54: 3-42.

Neter, Efrat and Esther Brainin. 2012. "eHealth Literacy: Extending the Digital Divide to the Realm of Health Information." *Journal of Medical Internet Research* 14: e19. https://www.jmir.org/2012/1/e19/.

Newman, Daniel, Erica Levine, and Sandeep P. Kishore. 2019. "Prevalence of Multiple Chronic Conditions in New York State, 2011 - 2016." Edited by Lucy Busija. *PLoS ONE* 14: e0211965. https://doi.org/10.1371/journal.pone.0211965.

Ondrus, Jan, Avinash Gannamaneni, and Kalle Lyytinen. 2015. "The Impact of Openness on the Market Potential of Multi-sided Platforms: A Case Study of Mobile Payment Platforms." *Jour-*

数
字
诊
室
：
传
播
学
视
角
下
的
在
线
问
诊

nal of Information Technology 30: 260-275.

Pearson, Steven D. and Lisa H. Raeke. 2000. "Patients' Trust in Physicians: Many Theories, Few Measures, and Little Data." *Journal of General Internal Medicine* 15: 509-513.

Pifer, Rebecca. 2021. "Why Are Women More Likely to Use Tele-health? Healthcare Dive." Accessed November 2. https://www.healthcaredive.com/news/women-more-likely-telehealth-patients-providers-covid-19-pandemic/608153/.

Plato. 1996. *Republic.* Translated by J. L. Davies and D. J. Vaughn (Hertfordshire: Wordsworth Editions Ltd).

Polinski, Jennifer M. , Tobias Barker, Nancy Gagliano, Andrew Sussman, Troyen A. Brennan, and William H. Shrank. 2016. "Patients' Satisfaction with and Preference for Telehealth Visits." *Journal of General Internal Medicine* 31: 269-275.

Qin, Lei, Qiang Sun, Yidan Wang, Ke-Fei Wu, Mingchih Chen, Ben-Chang Shia, and Szu-Yuan Wu. 2020. "Prediction of Number of Cases of 2019 Novel Coronavirus (COVID-19) Using Social Media Search Index." *Int J Environ Res Public Health* 17 (7): 2365.

Rains, Stephen A. and Erin K. Ruppel. 2016. "Channel Complementarity Theory and the Health Information-Seeking Process." *Communication Research* 43: 232-252.

Ramadona, Aditya Lia, Lutfan Lazuardi, Yien Ling Hii, Åsa Holmner, Hari Kusnanto, and Joacim Rocklöv. 2016. "Prediction of Dengue Outbreaks Based on Disease Surveillance and Meteoro-

logical Data." *PLoS One* 11: e0152688. https://doi. org/10.
1371/journal. pone. 0152688.

Ramadona, Aditya Lia, Yesim Tozan, Lutfan Lazuardi, and Joacim
Rocklöv. 2019. "A Combination of Incidence Data and Mobility
Proxies from Social Media Predicts the Intra-urban Spread of
Dengue in Yogyakarta, Indonesia."*PLoS Neglected Tropical Disea-
ses* 13: e0007298. https://doi. org/10. 1371/journal. pntd. 0007298.

Ramírez-Rivas, Catalina, Jorge Alfaro-Pérez, Patricio Ramírez-
Correa, and Ari Mariano-Melo. 2020. "Telemedicine Accept-
ance in Brazil: Explaining Behavioral Intention to Move To-
wards Internet-based Medical Consultations." 2020 15*th Iberian
Conference on Information Systems and Technologies* (*CISTI*).
IEEE, 1-4. https://ieeexplore. ieee. org/document/9140996.

Reeves, Byron and Clifford Nass. 1996. "The Media Equation: How
People Treat Computers, Television, and New Media Like Re-
al People." *Cambridge, UK* 10: 19-36.

Reicher, Stephen D. , Russell Spears, and Tom Postmes. 1995. "A
Social Identity Model of Deindividuation Phenomena. " *Europe-
an Review of Social Psychology* 6: 161-198.

Relman, Arnold S. 2007. "Medical Professionalism in a Commercial-
ized Health Care Market. " *JAMA* 298: 2668-2670. doi: 10.
1001/jama. 298. 22. 2668.

Ren, Dixuan and Baolong Ma. 2023. "Influences of Governance Mech-
anisms on Patients' Usage Intention: A Study on Web-based Con-
sultation Platforms. " *Health Informatics Journal* 29: 14604582231

153509. https://doi. org/10. 1177/14604582231153509.

Rice, Ronald E. and James E. Katz. 2006. "Internet Use in Physician Practice and Patient Interaction. " In M. Murero and R. E. Rice (eds.), *The Internet and Health Care: Theory, Research and Practice* (Mahwah, NJ: LEA).

Ring, Peter Smith and Andrew H. Van de Ven. 1992. "Structuring Cooperative Relationships Between Organizations. " *Strategic Management Journal* 13: 483–493.

Riva, Silvia, Anne-Linda Camerini, Ahmed Allam, and Peter J. Schulz. 2014. "Interactive Sections of an Internet-based Intervention Increase Empowerment of Chronic back Pain Patients: Randomized Controlled Trial. " *Journal of Medical Internet Research* 16: e180. https://doi. org/10. 2196/jmir. 3474.

Rochlen, Aaron B. , Land N. Lee, and Y. Joel. Wong. 2004. "Male Restrictive Emotionality and Evaluations of Online Versus Face-to-face Counseling. " *Psychology of Men and Masculinity* 5: 190–200.

Rocklöv, Joacim, Yesim Tozan, Aditya Ramadona, Maquines O. Sewe, Bertrand Sudre, Jon Garrido, Chiara Bellegarde de Saint Lary, Wolfgang Lohr, and Jan C. Semenza. 2019. "Using Big Data to Monitor the Introduction and Spread of Chikungunya, Europe, 2017. " *Emerging Infectious Diseases* 25: 1041–1049.

Rolfe, Alix, Lucinda Cash-Gibson, Josip Car, Aziz Sheikh, and Brian McKinstry. 2014. "Interventions for Improving Patients' Trust in Doctors and Groups of Doctors. " *Cochrane Database of*

Systematic Reviews 3. https://doi. org/10. 1002/14651858. cd004134. pub3.

Roter, Debra. 2000. "The Enduring and Evolving Nature of the Patient-physician Relationship. " *Patient Education and Counseling* 39: 5-15.

Roter, Debra L. , Moira Stewart, Samuel M. Putnam, Mack Lipkin, William Stiles, and Thomas S. Inui. 1997. "Communication Patterns of Primary Care Physicians. " *JAMA* 277: 350-356.

Roter, Debra L. , Judith A. Hall, and Yutaka Aoki. 2002. "Physician Gender Effects in Medical Communication: A Meta-analytic Review. " *JAMA* 6: 756-764.

Ruiz-Moral, Roger. 2010. "The Role of Physician-patient Communication in Promoting Patient-participatory Decision Making. " *Health Expectations* 13: 33-44.

Rzepa, Teresa, Oliwia Jakubowicz, Henryk Witmanowski, and Ryszard Żaba. 2013. "Disease-induced Level of Shame in Patients with Acne, Psoriasis and Syphilis. " *Advances in Dermatology and Allergology* 4: 233-236.

Saebi, Tina and Nicolai J. Foss. 2015. "Business Models for Open Innovation: Matching Heterogeneous Open Innovation Strategies with Business Model Dimensions. " *European Management Journal* 33: 201-213.

Safran, Dana Gelb, Mark Kosinski, Alvin R. Tarlov, William H. Rogers, Deborah A. Taira, Naomi Lieberman, and John E. Ware. 1998. "The Primary Care Assessment Survey: tests of

数
字
诊
室
：
传
播
学
视
角
下
的
在
线
问
诊

data quality and measurement performance. " *Medical Care* 36: 728-739.

Salathé, Marcel, Clark C. Freifeld, Sumiko R. Mekaru, Anna F. Tomasulo, and John S. Brownstein. 2013. "Influenza A (H7N9) and the Importance of Digital Epidemiology. " *The New England Journal of Medicine* 369: 401-404.

Santillana, Mauricio, André T. Nguyen, Mark Dredze, Michael J. Paul, Elaine O. Nsoesie, and John S. Brownstein. 2015. "Combining Search, Social Media, and Traditional Data Sources to Improve Influenza Surveillance. " *PLoS Computational Biology* 11: e1004513. https://doi. org/10. 1371/journal. pcbi. 1004513.

Scerri, Charles. 2014. "The Curvy Side of Dementia: The Impact of Gender on Prevalence and Caregiving. " *JMCPP* 20. https:// www. um. edu. mt/library/oar/handle/123456789/14244.

Schoenthaler, Antoinette, William F. Chaplin, John P. Allegrante, Senaida Fernandez, Marleny Diaz-Gloster, Jonathan N. Tobin, and Gbenga Ogedegbe. 2009. "Provider Communication Effects Medication Adherence in Hypertensive African Americans. " *Patient Education and Counseling* 75: 185-191.

Shah, Adnan Muhammad, Rizwan Ali Naqvi, and Ok-Ran Jeong. 2021. "The Impact of Signals Transmission on Patients' Choice Through E-consultation Websites: An Econometric Analysis of Secondary Datasets. " *International Journal of Environmental Research and Public Health* 18: 5192. https://doi. org/10. 3390/ijerph18105192.

Sheng, J. 2019. "Being Active in Online Communications: Firm Responsiveness and Customer Engagement Behaviour. " *Journal of Interactive Marketing* 46: 40–51.

Shigekawa, Erin, Margaret Fix, Garen Corbett, Dylan H. Roby, and Janet Coffman. 2018. "The Current State of Telehealth Evidence: A Rapid Review. " *Health Affairs* 37: 1975–1982.

Short, John, Ederyn Williams, and Bruce Christie. 1976. *The Social Psychology of Telecommunications* (London: Wiley).

Slingsby, Brian Taylor, Seiji Yamada, and Akira Akabayashi. 2006. "Four Physician Communication Styles in Routine Japanese Outpatient Medical Encounters. " *Journal of General Internal Medicine* 21: 1057 – 1062. https://doi. org/10. 1111/j. 1525 – 1497. 2006. 00520. x.

Slovic, Paul, Baruch Fischhoff, and Sarah Lichtenstein. 2016. "Facts and Fears: Understanding Perceived Risk. " In Richard C. Schwing and Walter A. Albers (eds.), *Societal Risk Assessment: How Safe is Safe Enough?* (Boston: Springer).

Sontag, Susan. 1978. *Illness as Metaphor* (New York: Farrar, Straus and Giroux).

Srnicek, Nick. 2017. "The Challenges of Platform Capitalism: Understanding the Logic of a New Business Model. " *Juncture* 23: 254–257.

Stewart, Moira, Judith Belle Brown, Allan Donner, Ian R. McStewart, Moira, Judith B. Brown, Allan Donner, McWhinney R. Ian, Julian Oates, Weston W. Wayne and John Jordan. 2000. "The Impact of Patient-centered Care on Outcomes. " *The Journal of Family Practice* 49: 796–804.

Stivers, Tanya, and John Heritage. 2001. "Breaking the Sequential Mold: Answering 'More Than the Question' during Comprehensive History Taking. " *Third & Text* 21: 151–158.

Street Jr, Richard L. 2002. "Gender Differences in Health Care Provider-patient Communication: Are They Due to Style, Stereotypes, or Accommodation?" *Patient Education and Counseling* 48: 201–206.

Street Jr, Richard L. 2003. "Communication in Medical Encounters: An Ecological Perspective. " *The Routledge Handbook of Health Communication* (Routledge): 77 – 104. https://doi. org/10. 4324/9781410607683.

Street Jr, Richard L. and Bradford Millay. 2001. "Analyzing Patient Participation in Medical Encounters. " *Health Communication* 13: 61–73.

Street Jr, Richard L. , Gregory Makoul, Neeraj K. Arora, and Ronald M. Epstein. 2009. "How Does Communication Heal? Pathways Linking Clinician-patient Communication to Health Outcomes. " *Patient Education and Counseling* 74: 295–301.

Street Jr, Richard L. , Howard Gordon, and Paul Haidet. 2007. "Physicians' Communication and Perceptions of Patients: Is It How They Look, How They Talk, or Is It Just the Doctor?" *Social Science & Medicine* 65: 586–598.

Suzuki, Lalita K. and Jerel P. Calzo. 2004. "The Search for Peer

参
考
文
献

Advice in Cyberspace: An Examination of Online Teen Bulletin Boards about Health and Sexuality." *Journal of Applied Developmental Psychology* 25: 685-698.

Takahashi, Yoshimitsu, Tomoko Ohura, Tatsuro Ishizaki, Shigeru Okamoto, Kenji Miki, Mariko Naito, ⋯, and Takeo Nakayama. 2011. "Internet Use for Health-related Information via Personal Computers and Cell Phones in Japan: A Cross-sectional Population-based Survey." *Journal of Medical Internet Research* 13: e1796. doi: 10.2196/jmir.1796.

Tan, Hongying and Mengling Yan. 2020. "Physician-user Interaction and Users' Perceived Service Quality: Evidence from Chinese Mobile Healthcare Consultation." *Information Technology & People* 33: 1403-1426.

Thom, David H., Kurt M. Ribisl, Anita L. Stewart, and Douglas A. Luke. 1999. "Further Validation and Reliability Testing of the Trust in Physician Scale." *Medical Care* 37: 510-517.

Thomas, Llewellyn D. W., Erkko Autio, and David M. Gann. 2014. "Architectural Leverage: Putting Platforms in Context." *Academy of Management Perspectives* 28: 198-219.

Tsugawa, Yusuke, Anupam B. Jena, Jose F. Figueroa, ⋯, and Ashish K. Jha. 2017. "Comparison of Hospital Mortality and Readmission Rates for Medicare Patients Treated by Male vs Female Physicians." *JAMA Internal Medicine* 177: 206-213.

Van Der Heide, Iris, Jen Wang, Mariël Droomers, Peter Spreeuwenberg, Jany Rademakers, and Ellen Uiters. 2013. "The Re-

数字诊室：传播学视角下的在线问诊

lationship Between Health, Education, and Health Literacy: Results from the Dutch Adult Literacy and Life Skills Survey. " *Journal of Health Communication* 18: 172–184.

Van Herck, Pieter, Delphine de Smedt, Lieven Annemans, Roy Remmen, Meredith B. Rosenthal, and Walter Sermeus. 2010. "Systematic Review: Effects, Design Choices, and Context of Pay-for-performance in Health Care. " *BMC Health Services Research* 10: 1–13.

Vaportzis, Eleftheria, Maria G. Clausen, and Alan J. Gow. 2017. "Older Adults Perceptions of Technology and Barriers to Interacting with Tablet Computers: A Focus Group Study. " *Frontiers in Psychology* 8: 1687. https://doi. org/10. 3389/fpsyg. 2017. 01687.

Vodicka, Devin. 2006. "The Four Elements of Trust. " *Principal Leadership* 7: 27–30.

Wakefield, Douglas S. , Robin L. Kruse, Bonnie J. Wakefield, Richelle J. Koopman, Lynn E. Keplinger, Shannon M. Canfield, and David R. Mehr. 2012. "Consistency of Patient Preferences about a Secure Internet-based Patient Communications Portal. " *American Journal of Medical Quality* 27: 494–502.

Walsh, Rebecca M. , Amanda L. Forest, and Edward Orehek. 2020. "Self-disclosure on Social Media: The Role of Perceived Network Responsiveness. " *Computers in Human Behavior* 104: 106162. https://doi. org/10. 1016/j. chb. 2019. 106162.

Walther, Joseph B. 1995. "Relational Aspects of Computer-mediated

参
考
文
献

Communication: Experimental Observations over Time." *Organization Science* 6: 186-203.

Walther, Joseph B. 1996. "Computer-mediated Communication: Impersonal, Interpersonal, and Hyperpersonal Interaction." *Communication Research* 23: 3-43.

Wang, Xi, Kang Zhao, and Nick Street. 2014. "Social Support and User Engagement in Online Health Communities." *Smart Health: International Conference, ICSH* 2014, *Beijing, China, July* 10-11, *Proceedings* (Springer International Publishing): 97-110.

Wang, Yi-Chia, Robert Kraut, and John M. Levine. 2012. "To Stay or Leave? The Relationship of Emotional and Informational Support to Commitment in Online Health Support Groups." *Proceedings of the ACM* 2012 *Conference on Computer Supported Cooperative Work* (*Seattle, February*): 833-842. https://doi.org/10.1145/2145204.2145329.

Wang, Zeyu, Yaqi Liu, Sang-Bing Tsai, Shaoqing Fei, Chao-Feng Hsu, Haidi He, and Yufei Shi. 2019. "A Research on Effect of Response to Internet Financing Reputation Evaluation on Achievement—From the Perspective of Social Network Theory." *IEEE* Access 7: 39352-39361. DOI: 10.1109/ACCESS.2019.2903681.

Wanzer, Melissa Bekelja, Melanie Booth-Butterfield, and Kelly Gruber. 2004. "Perceptions of Health Care Providers' Communication: Relationships Between Patient-centered Communication and Satisfaction. " *Health Communication* 16: 363–384.

Wartella, Ellen, Vicky Rideout, Heather Montague, Leanne Beau-doin-Ryan, and Alexis Lauricella. 2016. "Teens, Health and Technology: A National Survey. " *Media and Communication* 4: 13–23.

Whitney, Simon N. , Amy L. McGuire, and Laurence B. McCul-lough. 2004. "A Typology of Shared Decision Making, Informed Consent, and Simple Consent. " *Annals of Internal Medicine* 140: 54–59.

Wilson, Jeanne M. , Susan G. Straus, and Bill McEvily. 2006. "All in Due Time: The Development of Trust in Computer-mediated and Face-to-face Teams. " *Organizational Behavior and Human Decision Processes* 99: 16–33.

Wu, Fan, Yanfei Guo, Paul Kowal, Yong Jiang, Min Yu, Xin-jian Li, Yang Zheng, and Jiying Xu. 2013. "Prevalence of Ma-jor Chronic Conditions among Older Chinese Adults: The Study on Global AGEing and Adult Health (SAGE) Wave 1. " Edi-ted by Jennifer Beam Dowd. *PLoS One* 8: e74176. https://doi. org/10. 1371/journal. pone. 0074176.

Wu, Hong and Naiji Lu. 2017. "Online Written Consultation, Tele-phone Consultation and Offline Appointment: An Examination of the Channel Effect in Online Health Communities. " *Interna-tional Journal of Medical Informatics* 107: 107–119.

Wu, Hong and Naiji Lu. 2018. "Service Provision, Pricing, and Patient Satisfaction in Online Health Communities. " *Interna-*

参
考
文
献

tional Journal of Medical Informatics 110: 77–89.

Xiang, Jun and Samantha J. Stanley. 2017. "From Online to Offline: Exploring the Role of E-health Consumption, Patient Involvement, and Patient-centered Communication on Perceptions of Health Care Quality." *Computers in Human Behavior* 70: 446–452.

Xiao, Nan, Raj Sharman, H. Raghav Rao, and Shambhu Upadhyaya. 2014. "Factors Influencing Online Health Information Search: An Empirical Analysis of a National Cancer-related Survey." *Decision Support Systems* 57: 417–427.

Xu, Lu, Leslie Sanders, Kay Li, and James C. L. Chow. 2021. "Chatbot for Health Care and Oncology Applications Using Artificial Intelligence and Machine Learning: Systematic Review." *JMIR Cancer* 7: e27850. https://doi.org/10.2196/27850.

Yan, Lu and Yong Tan. 2014. "Feeling Blue? Go Online: An Empirical Study of Social Support among Patients." *Information Systems Research* 25: 690–709.

Yang, Hualong, Xitong Guo, and Tianshi Wu. 2015a. "Exploring the Influence of the Online Physician Service Delivery Process on Patient Satisfaction." *Decision Support Systems* 78: 113–121.

Yang, Hualong, Xitong Guo, Tianshi Wu, and Xiaofeng Ju. 2015b. "Exploring the Effects of Patient-generated and System-generated Information on Patients' Online Search, Evaluation and Decision." *Electronic Commerce Research and Applications* 14: 192–203.

Zandbelt, Linda C., Ellen M. A. Smets, Frans J. Oort, Mieke H.

数字诊室：传播学视角下的在线问诊

Godfried, and Hanneke C. J. M. de Haes. 2007. "Patient Participation in the Medical Specialist Encounter: Does Physicians' Patient-centred Communication Matter?" *Patient Education and Counseling* 65: 396–406.

Zhang, Jingwen, Yoo Jung Oh, Patrick Lange, Zhou Yu, and Yoshimi Fukuoka. 2020. "Artificial Intelligence Chatbot Behavior Change Model for Designing Artificial Intelligence Chatbots to Promote Physical Activity and a Healthy Diet." *Journal of Medical Internet Research* 22: e22845. https://preprints. jmir. org/preprint/22845.

Zhang, Tingting, Xiangbin Yan, William Yu Chung Wang, and Qin Chen. 2021. "Unveiling Physicians' Personal Branding Strategies in Online Healthcare Service Platforms." *Technological Forecasting and Social Change* 171: 120964. https://doi. org/10. 1016/j. techfore. 2021. 120964.

Zhang, Xiaohui, Xiaoyan Wang, Hong Wang, Xinmei He, and Xinyu Wang. 2022. "Stigmatization and Social Support of Pregnant Women with HIV or Syphilis in Eastern China: A Mixed-method Study." *Frontiers in Public Health* 10: 764203. https://doi. org/10. 3389/fpubh. 2022. 764203.

参考文献

后　记

　　书稿基本成形之际，已是我在康奈尔大学访学的最后一个月。从满目苍凉的冬天到枝繁叶茂的盛夏，这个宁静偏远的伊萨卡小镇让我沉浸在阅读、思考和写作中，一切皆显得异常清晰而充满力量。

　　这本关于数字诊室和线上医患交流的书筹备已久。自 2016 年我以传播学博士身份进入北卡罗来纳大学公共卫生团队开展博士后研究开始，如何采用新兴数字技术赋能医疗健康领域成为我个人学术研究的主要旨趣之一。2018 年"健康中国"战略的实施以及"互联网+医疗"理念的逐渐盛行，让我关注到这个方兴未艾的领域。

　　相较于在其他社会生活领域的深入渗透和颠覆性变革，互联网在医疗领域的介入显得较为缓慢。生命极为珍贵，医疗领域对互联网实践中风险、安全及隐私问题的要求远高于其他领域。因此，虽然医疗服务作为公众的基本需求受到广泛关注，市场资本也对互联网医疗的发展前景寄予厚望，但由于医疗领域的低容错率和高风险特性，互联网在此领域的影响并未如在其他领域中那般深远。它的发展更像是一种渐进式的慎重推进。

尽管新冠疫情使互联网医疗和线上医患交流变得更广为人知，但这并未根本改变公众的医疗服务消费习惯。这与 SARS 疫情后人们逐渐习惯网络购物的情况形成鲜明对比。在新冠疫情后，大多数人并未将在线问诊作为获取医疗服务的首选方式。

然而，这并不代表互联网医疗领域的在线问诊——也就是本书所定义的"线上医患交流"——缺乏研究价值。作为一种新兴的医疗服务模式，网络社会的运行机制正在逐步渗透至传统医患交流中，从而在数字化诊疗环境下塑造出一种全新的交流生态。在互联网环境下，追求去中心化及流量思维不仅提升了患者群体的地位及其对自身主体性的认知，也加深了医生群体对"以患者为中心"理念的理解和认同。这种在价值观层面的效应，其重要性不亚于突破传统时空限制，链接医疗服务的供需两端，直接为偏远地区居民提供医疗服务的实际效应。数字化诊疗环境激发了患者对多样化医疗的追求，促使他们期待成为"知情的患者"，并更加积极地参与信息检索、获取和决策制定的全过程。对医生来说，数字诊室不仅是日常工作的延伸，更使他们作为独立的 IP 个体存在。医生的技术水平和对待患者的态度在网络空间中得到直观的展示，这不仅能够带来更多的个人机遇，也对传统的医生职业结构提出挑战。

除了以上这些意义，在研究线上医患交流的过程中，我也时常听到一些质疑的声音：在线问诊是否有些"鸡肋"？它既难以处理复杂病症，又无法实现线下"望闻问切"的全面诊疗，患者最终仍需回归实体门诊。那么，在线问诊究竟应如何定位？或许我们可以换一个角度理解它的角色：它未必是那个能当场"对症下药"的全能医生，却可以成为我们身边那个

"懂医学的朋友"。当我们因健康困惑而感到焦虑不安时，在线问诊不仅能及时提供基础的信息支持与情感安慰，也为寻医问药开辟了另一条选择性路径。这个"线上医生朋友"既能减轻频繁求助线下医生朋友所带来的人情压力，又能帮助我们更快速地匹配到合适的专业医生。这也是当前线上医患交流价值的重要切口。随着移动终端和医疗设备更深入地结合，未来的线上问诊将不再是"线下医疗的附庸"，而会成为互联网与医疗深度融合版图中的关键一环，持续拓展其社会意义与应用场景。这是我们所期许的图景，也有望在不久的将来实现。

最后，诚如本书第一章提到的，互联网医疗和在线问诊是一个跨学科领域，研究者从不同的角度对其进行了探索。如果只是广泛参考和借鉴他人的视角，我们很容易陷入其他领域的关切点。为了在传播学领域对这一现象进行深入考察，凸显传播学视角的独特性，本书做了诸多的探索，包括重新定义术语，关注参与主体的内在复杂性，注重传播过程，探索媒介效果的多元影响，等等。为了深入探究这一实践领域，我不仅与开展线上交流的医生和患者保持沟通，与在线问诊领域的本地龙头企业、医疗机构深入合作，也与海外公共卫生科研团队密切合作，以期更全面切实地理解其发展现状与动态。在已发表的一些论文之外，我还指导学生开展了多个有关线上医患交流的毕业设计实践项目。

在 2021 年签订本书出版合同时，人工智能的发展还没有经历 Open AI 发布 ChatGPT 这种里程碑的事件。数字技术日新月异，它们会不断形塑新的医疗场景和形式。我对人工智能时代线上医患交流的想象，具有时代和个人眼界的局限性。然而，不管技术如何更新换代，医生和患者都会存在，仍可以"技

数字诊室：传播学视角下的在线问诊

术—医生—患者"三元互动的关系为洞察的出发点，观察其衍生的新动态，及其与社会结构和医疗服务供需关系交织的新图景。

　　本书的研究开展和完稿得益于我所带的多位研究生的支持。我的第一位研究生王一帆在早期便与我一起投身这个在传播学中算是比较边缘的领域，一路开垦；我们与研究助理王东亚的"三人行"微信群组见证了研究的拓荒阶段。之后，健康传播专业硕士研究生尹卓恒、陈尧茜以及一些本科生团队通过各种实践活动等，链接起我们与线上医患交流行业的交流，让我们与业界保持紧密互动。在此，特别感谢健康160创始人和CEO罗宁政先生以及怡禾医疗联合创始人裴洪岗先生对本书研究的大力支持。书稿的整理工作体量庞大，远超学术论文的撰写，需要一段较为完整的时间投入。感谢硕士研究生支冰洁对书稿的前期整理以及汪鸣卉、康婉莹、李秋丽、于衡、罗炼炼等同学的帮助。后期，博士研究生杨逸楚带领文传琴、林冬妮、刘国琪、李珍铭、李婷、郑敏怡、林旖馨、蒋邱恒、陈惠洋、蔡灵辉等研究生的校对，促进了本书的完稿。

　　时间在不断向前，人和事都开始奔往新的方向。在线上医患交流领域深耕的经历将成为源泉和动力，影响我们新研究的底色。我对出书总抱有一种崇敬之心，但本书难免存在浅薄错漏之处。求索之路漫漫，未来我将以此为锚，通过更多的努力，不断企及内心所向的治学境界。

曹博林

2024年7月于伊萨卡

图书在版编目（CIP）数据

数字诊室：传播学视角下的在线问诊 / 曹博林著.
北京：社会科学文献出版社，2025.6. -- （深圳大学新
闻传播学术文库）. -- ISBN 978-7-5228-5058-0

Ⅰ. R199.2-39

中国国家版本馆 CIP 数据核字第 2025XD7217 号

深圳大学新闻传播学术文库

数字诊室：传播学视角下的在线问诊

著　　者／曹博林

出 版 人／冀祥德
责任编辑／韩莹莹
责任印制／岳　阳

出　　版／社会科学文献出版社
　　　　　地址：北京市北三环中路甲 29 号院华龙大厦　邮编：100029
　　　　　网址：www.ssap.com.cn
发　　行／社会科学文献出版社（010）59367028
印　　装／三河市东方印刷有限公司

规　　格／开本：889mm×1194mm　1/32
　　　　　印张：9.5　字数：212 千字
版　　次／2025 年 6 月第 1 版　2025 年 6 月第 1 次印刷
书　　号／ISBN 978-7-5228-5058-0
定　　价／128.00 元

读者服务电话：4008918866